Caro

Bewegingsleer
Deel III De romp en wervelkolom

Bewegingsleer
Deel III De romp en de wervelkolom

I.A. Kapandji

Bohn Stafleu van Loghum
Houten 2009

© 2009 Bohn Stafleu van Loghum, onderdeel van Springer Uitgeverij
Alle rechten voorbehouden. Niets uit deze uitgave mag worden verveelvoudigd, opgeslagen in een geautomatiseerd gegevensbestand, of openbaar gemaakt, in enige vorm of op enige wijze, hetzij elektronisch, mechanisch, door fotokopieën of opnamen, hetzij op enige andere manier, zonder voorafgaande schriftelijke toestemming van de uitgever.

Voor zover het maken van kopieën uit deze uitgave is toegestaan op grond van artikel 16b Auteurswet 1912 j° het Besluit van 20 juni 1974, Stb. 351, zoals gewijzigd bij het Besluit van 23 augustus 1985, Stb. 471 en artikel 17 Auteurswet 1912, dient men de daarvoor wettelijk verschuldigde vergoedingen te voldoen aan de Stichting Reprorecht (Postbus 3051, 2130 KB Hoofddorp). Voor het overnemen van (een) gedeelte(n) uit deze uitgave in bloemlezingen, readers en andere compilatiewerken (artikel 16 Auteurswet 1912) dient men zich tot de uitgever te wenden.

Samensteller(s) en uitgever zijn zich volledig bewust van hun taak een betrouwbare uitgave te verzorgen. Niettemin kunnen zij geen aansprakelijkheid aanvaarden voor drukfouten en andere onjuistheden die eventueel in deze uitgave voorkomen.

ISBN 978 90 313 6180 9
NUR 874

Ontwerp omslag: Bottenheft, Marijekampen
Ontwerp binnenwerk: Studio Bassa, Culemborg
Automatische opmaak: Pre Press, Zeist

Eerste druk 1984
Tweede druk 2009

Bohn Stafleu van Loghum
Het Spoor 2
Postbus 246
3990 GA Houten

www.bsl.nl

Inhoud

	Voorwoord	**9**
1	**De wervelkolom als geheel**	**11**
1.1	De wervelkolom, een gestaagde as	13
1.2	De wervelkolom, lichaamsas en bescherming van het ruggenmerg	15
1.3	De krommingen van de wervelkolom als geheel	17
1.4	Ontstaan van de krommingen van de wervelkolom	19
1.5	Grondvorm van een wervel	21
1.6	De krommingen van de wervelkolom	23
1.7	Structuur van het corpus vertebrae	25
1.8	De functionele componenten van de wervelkolom	27
1.9	De verbindingen tussen de wervels	29
1.10	De structuur van de discus intervertebralis	31
1.11	De nucleus pulposus, opgevat als een bol	33
1.12	De krachten op de discus	35
1.13	Waterverplaatsing in de nucleus pulposus	37
1.14	Drukkrachten op de discus	39
1.15	Variaties in de structuur van de discus op de verschillende niveaus van de wervelkolom	41
1.16	Het gedrag van de discus intervertebralis bij de elementaire bewegingen	43
1.17	Automatische rotatie van de wervelkolom bij lateroflexie	45
1.18	Bewegingsuitslag van flexie en extensie van de wervelkolom	47
1.19	Bewegingsuitslag van lateroflexie van de gehele wervelkolom	49
1.20	Bewegingsuitslag van rotatie van de gehele wervelkolom	51
1.21	Klinische bepaling van de totale bewegingsuitslag van de wervelkolom	53
2	**De bekkengordel en de sacro-iliacale gewrichten**	**55**
2.1	De bekkengordel bij man en vrouw	57
2.2	Bouw van de bekkengordel	59
2.3	De gewrichtsvlakken van het sacro-iliacale gewricht	61
2.4	De facies auricularis van het os sacrum	63
2.5	De ligamenten van het sacro-iliacale gewricht	65
2.6	Kanteling van het os sacrum	67
2.7	Vormverandering van het bekken door de kanteling van het os sacrum	69
2.8	De symphysis pubica en de junctura sacrococcygea	71
2.9	Invloed van de houding op de gewrichten van de bekkengordel	73

3	**De lumbale wervelkolom**	**75**
3.1	De lumbale wervelkolom als geheel	77
3.2	Bouw van de lumbale wervels	79
3.3	De ligamenten van de lumbale wervelkolom	81
3.4	Flexie-extensie en lateroflexie van de lumbale wervelkolom	83
3.5	Rotatie in de lumbale wervelkolom	85
3.6	De lumbosacrale overgang en spondylolisthesis	87
3.7	De iliolumbale ligamenten en de bewegingen in de lumbosacrale overgang	89
3.8	De spieren van de romp in een horizontale doorsnede	91
3.9	De dorsale spieren van de romp	93
3.10	De rol van de derde lumbale wervel en de twaalfde thoracale wervel	95
3.11	De spieren aan de laterale kant van de romp	97
3.12	De rechte en dwarse buikwandspieren	99
3.13	De schuine buikwandspieren	101
3.14	De taille	103
3.15	Rotatie van de romp	105
3.16	Flexie van de romp	107
3.17	Het afvlakken van de lumbale lordose	109
3.18	De romp als een opgeblazen structuur	111
3.19	Statiek van de lumbale wervelkolom in rechtopstaande houding	113
3.20	Zit- en lighouding	115
3.21	Bewegingsuitslag van flexie-extensie in de lumbale wervelkolom	117
3.22	Bewegingsuitslag van lateroflexie in de lumbale wervelkolom	119
3.23	Bewegingsuitslag van rotatie in de thoracolumbale wervelkolom	121
3.24	Het foramen intervertebrale en de radixopening	123
3.25	Verschillende soorten herniae van de discus	125
3.26	Hernia van de discus en compressie van de zenuwwortel	127
3.27	Het teken van Lasègue	129
4	**De thoracale wervelkolom en de ademhaling**	**131**
4.1	De thoracale wervels, in het bijzonder de twaalfde thoracale wervel	133
4.2	Flexie, extensie en lateroflexie van de thoracale wervelkolom	135
4.3	Rotatie van de thoracale wervelkolom	137
4.4	De costovertebrale gewrichten	139
4.5	Bewegingen van de ribben in de costovertebrale gewrichten	141
4.6	Bewegingen van het ribkraakbeen en van het borstbeen	143
4.7	Vervorming van de borstkas in het sagittale vlak bij inademing	145
4.8	De werking van de mm. intercostales en de m. transversus thoracis	147
4.9	Het diafragma en zijn werking	149
4.10	De ademhalingsspieren	151
4.11	Antagonistische en synergistische werking van diafragma en buikspieren	153
4.12	Luchtcirculatie in de ademhalingswegen	155
4.13	De ademhalingsvolumina	157
4.14	Respiratoire pathofysiologie – ademhalingstypen	159
4.15	De dode ruimte	161
4.16	Vervormbaarheid van de thorax	163

4.17	Elasticiteit van de ribkraakbeenderen	165
4.18	Mechanisme van het hoesten: het sluiten van de glottis	167
4.19	De spieren van de larynx en de afscherming van de luchtwegen tijdens het slikken	169
4.19	De spieren van de larynx en de afscherming van de luchtwegen tijdens het slikken (vervolg)	171
5	**De cervicale wervelkolom**	**173**
5.1	De cervicale wervelkolom als geheel	175
5.2	Schematische voorstelling van de eerste drie halswervels	177
5.3	De atlanto-axiale gewrichten	179
5.4	Flexie-extensiebewegingen in de atlanto-axiale gewrichten	181
5.5	Rotatie in het mediane en laterale atlanto-axiale gewricht	183
5.6	De gewrichtsvlakken in het atlanto-occipitale gewricht	185
5.7	Rotatie in het atlanto-occipitale gewricht	187
5.8	Lateroflexie en flexie-extensie in het atlanto-occipitale gewricht	189
5.9	De ligamenten van de suboccipitale wervelkolom	191
5.10	De suboccipitale ligamenten	193
5.10	De suboccipitale ligamenten (vervolg)	195
5.11	Bouw van een halswervel	197
5.12	De ligamenten van het onderste deel van de halswervelkolom	199
5.13	Flexie en extensie in het onderste deel van de halswervelkolom	201
5.14	Bewegingen in de uncovertebrale gewrichten	203
5.15	Richting van de gewrichtsvlakken; de gemeenschappelijke as voor rotatie en lateroflexie	205
5.16	Combinatie van lateroflexie en rotatie in het onderste deel van de halswervelkolom	207
5.17	De geometrie van de lateroflexie- en rotatiecomponenten	209
5.18	Mechanisch model van de halswervelkolom	211
5.19	Lateroflexie en rotatie in het model van de halswervelkolom	213
5.20	Vergelijking van het model met de halswervelkolom bij lateroflexie en rotatie	215
5.21	Compensaties in het suboccipitale gebied van de wervelkolom	215
5.21	Compensaties in het suboccipitale gebied van de wervelkolom (vervolg)	217
5.22	Bewegingsuitslag in de halswervelkolom	219
5.23	Evenwicht van het hoofd op de halswervelkolom	221
5.24	Structuur en functie van de m. sternocleido-mastoideus	223
5.25	De prevertebrale spieren: m. longus colli	225
5.26	De prevertebrale spieren: m. longus capitis, m. rectus capitis anterior en m. rectus capitis lateralis	227
5.27	De prevertebrale spieren: mm. scaleni	229
5.28	De prevertebrale spieren als geheel	231
5.29	Flexie van hoofd en hals	233
5.30	De nekspieren	235
5.31	De suboccipitale spieren	237
5.32	Werking van de suboccipitale spieren: lateroflexie en extensie	239
5.33	De rotatiewerking van de suboccipitale spieren	241
5.34	De nekspieren: eerste en vierde laag	243

5.35	De nekspieren: tweede en derde laag	245
5.35	De nekspieren: tweede en derde laag (vervolg)	247
5.36	Extensie van de halswervelkolom door de nekspieren	249
5.37	Synergisme en antagonisme van de prevertebrale spieren en de m. sternocleido-mastoideus	251
5.38	Bewegingsuitslag van de halswervelkolom	253
5.39	Verhoudingen van de neuraxis tot de cervicale wervelkolom	255
5.40	Verhoudingen van de cervicale wortels tot de wervelkolom	257

Voorwoord

Om de afwijkingen van het bewegingsapparaat te kunnen begrijpen, is een diepgaande kennis van de bewegingsleer noodzakelijk. Tot nu toe is er echter nog maar weinig aandacht besteed aan de mechanische aspecten die nauw verbonden zijn met de anatomie van het skelet. Sinds het bewonderenswaardige werk van Duchenne de Boulogne, die alleen de functies van de spieren heeft bestudeerd zonder speciaal te verwijzen naar de vorm van de gewrichten die zij overspannen, is er geen allesomvattend werk meer verschenen. Van de bewegingsleer, die tijdens de medische studie vaak wordt verwaarloosd, begrepen de chirurgen slechts weinig, ook al waren ze gespecialiseerd in het bewegingsapparaat.
Dit hiaat is nu opgevuld door het voortreffelijke werk van Kapandji, de kunstenaar en leraar, die niet alleen een goed voorstellingsvermogen en mechanisch inzicht heeft, maar ook het vermogen zijn ideeën nauwkeurig en op eenvoudige wijze over te brengen.

Zijn prestatie, die al opmerkelijk was in de eerste twee delen, is nog duidelijker in het deel over de wervelkolom, dat ik u nu mag voorleggen. De taak was moeilijker dan bij de extremiteiten, daar de complexe bewegingen van de wervelkolom moeilijker te begrijpen en uit te leggen zijn.
Naar mijn mening is Kapandji goed geslaagd in het bereiken van zijn doel. Ik benijd de jonge chirurgen om het feit dat ze zo'n werk tot hun beschikking hebben. Ik twijfel er niet aan dat dit deel, doordat het de mechanica van de wervelkolom begrijpelijk maakt en de oorzaken van beschadigingen verklaart, een grote bijdrage zal leveren aan de vooruitgang van de behandeling van afwijkingen van de wervelkolom.

Professor R. Merle d'Aubigné

Voorwoord bij de tweede, herziene druk

In deze nieuwe editie van Bewegingsleer deel 3 is veel aandacht besteed aan een nieuwe, aantrekkelijke vormgeving. Hiervoor is de lay-out geheel vernieuwd en zijn alle illustraties opnieuw getekend. Met dank aan fysio- en manueel therapeuten Aad van der El, Dick van Egmond en Ruud Schuitemaker is ook een aantal tekstuele wijzigingen doorgevoerd, zodat de wisselwerking tussen beeld en tekst nog duidelijker is geworden.

Met deze aanpassingen en een vernieuwde vormgeving past dit boek prima in het moderne (para)medische onderwijs.

De uitgever

I De wervelkolom als geheel

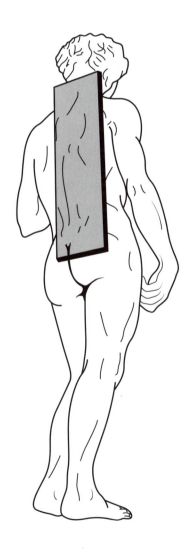

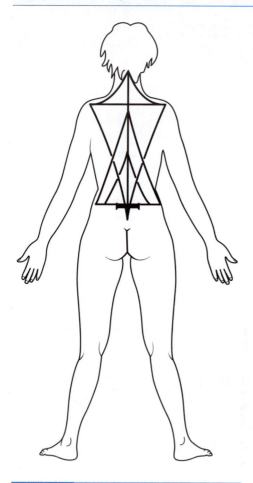

Figuur 1.1

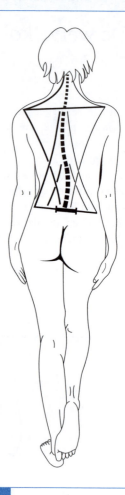

Figuur 1.2

1.1 DE WERVELKOLOM, EEN GESTAAGDE AS

De wervelkolom, de as van het lichaam, moet aan twee mechanisch tegengestelde eisen voldoen: hij moet stijf én buigzaam zijn. Dit is mogelijk door zijn gestaagde structuur. De wervelkolom in zijn geheel is op te vatten als de mast van een schip (figuur 1.1). Deze mast, die op het bekken geplaatst is, strekt zich uit tot het hoofd en heeft ter hoogte van de schouders een dwarse ra: de schoudergordel. Op alle niveaus zijn ligamenten en spieren die als stagen dienst doen, dat wil zeggen dat ze de mast verbinden met de plaats waar hij vastzit, namelijk het bekken. Een tweede systeem van stagen is in de vorm van een ruit verbonden met de schoudergordel, met een lange verticale as en een korte horizontale as. In de symmetrische stand zijn de krachten aan weerskanten in evenwicht en staat de mast precies verticaal.

Bij het staan op één been (figuur 1.2) kantelt het bekken naar de tegengestelde kant en wordt de wervelkolom gedwongen te buigen: allereerst in het lumbale gebied met een bocht convex naar de kant van het niet-belaste been, vervolgens een concave bocht in het thoracale gebied en ten slotte opnieuw een convexe bocht in het cervicale gebied. De spieren passen onder invloed van het centrale zenuwstelsel hun spanning automatisch aan om het evenwicht te herstellen. Het gaat om een actieve aanpassing, doordat de spanning van de verschillende houdingsspieren continu aangepast wordt via het extrapiramidale systeem.

De buigzaamheid van de as van de wervelkolom is te danken aan het feit dat zij opgebouwd is uit vele boven elkaar geplaatste componenten, die met elkaar door ligamenten en spieren verbonden zijn. Deze structuur kan dus onder invloed van spierspanningen van vorm veranderen, terwijl hij toch stijf blijft.

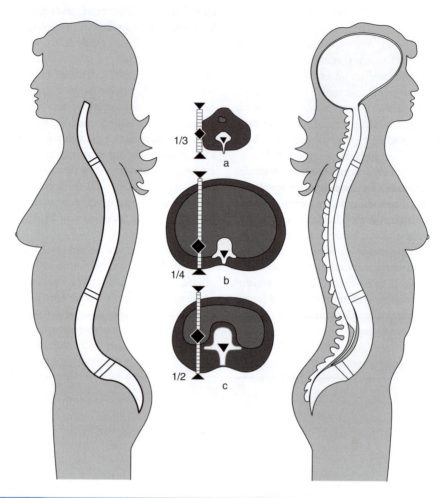

Figuur 1.3

Figuur 1.4

1.2 DE WERVELKOLOM, LICHAAMSAS EN BESCHERMING VAN HET RUGGENMERG

De wervelkolom vormt als het ware de centrale pilaar van de romp (figuur 1.3). Terwijl in het thoracale gebied de wervelkolom aan de achterkant van het lichaam ligt, in het achterste kwart van de thorax (doorsnede b), ligt hij in het cervicale gebied meer centraal, in het achterste derde deel van de hals (doorsnede a). In het lumbale gebied ligt de wervelkolom pas echt centraal en reikt daar tot halverwege de romp (doorsnede c). Deze variaties in plaats kunnen door lokale factoren worden verklaard. In het cervicale gebied ondersteunt de wervelkolom het hoofd en moet hij zo dicht mogelijk bij het zwaartepunt van het hoofd liggen. In de thorax is de wervelkolom door de organen, met name het hart, naar achteren geduwd. In het lumbale gebied ten slotte ondersteunt de wervelkolom het gewicht van het erboven liggende deel van de romp, zodat hij meer centraal ligt en in de buikholte uitsteekt.

Naast zijn functie als steunpilaar van de romp beschermt de wervelkolom het ruggenmerg (figuur 1.4): de canalis vertebralis, die bij het foramen magnum begint, vormt een buigzame en efficiënte bescherming voor het ruggenmerg. Deze bescherming is niet altijd efficiënt, omdat het ruggenmerg en de uittredende zenuwen onder bepaalde omstandigheden en op bepaalde plaatsen beschadigd kunnen worden door deze beschermende structuren, zoals later nog aan de orde komt.

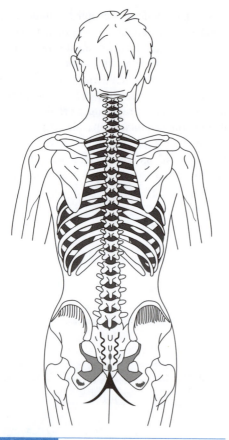

Figuur 1.5

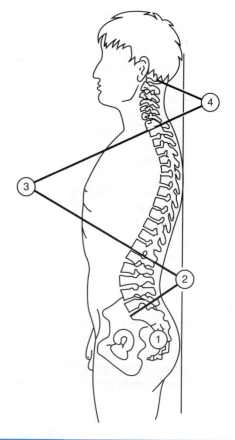

Figuur 1.6

1.3 DE KROMMINGEN VAN DE WERVELKOLOM ALS GEHEEL

De gehele wervelkolom staat bij een voor- of achteraanzicht in een rechte lijn (figuur 1.5). Bij sommige personen is een lichte kromming naar lateraal aanwezig, maar binnen bepaalde grenzen wordt er nog niet over een pathologische kromming gesproken.

In het sagittale vlak daarentegen (figuur 1.6) vertoont de wervelkolom vier krommingen. Van beneden naar boven zijn dat:
- de sacrale kromming, die onveranderlijk is doordat de sacrale wervels met elkaar vergroeid zijn; deze kromming is concaaf naar voren;
- de lumbale lordose, concaaf naar achteren;
- de thoracale kyfose, convex naar achteren;
- de cervicale lordose, concaaf naar achteren.

Als een persoon normaal rechtop staat, raken een deel van het hoofd, de rug en de billen aan een verticaal vlak, bijvoorbeeld een muur. De omvang van de krommingen wordt uitgedrukt in waarden die bepaald worden door de afstand tussen het verticale vlak en de top van de kromming. Deze waarden worden straks op ieder niveau van de wervelkolom besproken.

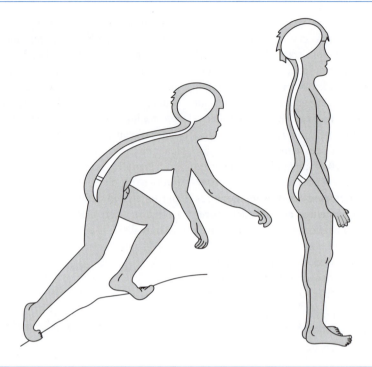

Figuur 1.7

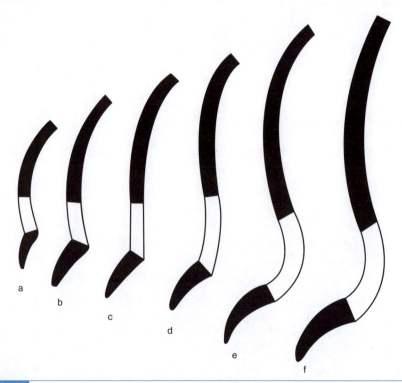

Figuur 1.8

1.4 ONTSTAAN VAN DE KROMMINGEN VAN DE WERVELKOLOM

Gedurende de fylogenese, dat is de ontwikkeling van de menselijke soort, heeft de overgang van het viervoetige stadium naar het tweevoetige (figuur 1.7) ertoe geleid dat de lumbale kromming, die oorspronkelijk concaaf naar voren was, eerst recht werd en daarna naar de andere kant gekromd. Zo is de lumbale lordose ontstaan, die concaaf is naar achteren. Het oprichten van de romp werd dus niet alleen bewerkstelligd door het achterover kantelen van het bekken, maar ook door het krommen van de lumbale wervelkolom. Zo wordt de lumbale lordose verklaard, die trouwens per individu varieert afhankelijk van de mate waarin het bekken voorover of achterover gekanteld is.

Gedurende de ontogenese, dat is de ontwikkeling van het individu, is dezelfde veranderingen in de lumbale wervelkolom waar te nemen (figuur 1.8, volgens T.A. Willis). Vlak na de geboorte is de lumbale wervelkolom concaaf naar voren (a). Op de leeftijd van vijf maanden is de kromming nog steeds wat concaaf naar voren (b) en pas bij dertien maanden wordt de lumbale wervelkolom recht (c). Vanaf drie jaar onstaat een lichte lumbale lordose (d), die echt duidelijk wordt bij acht jaar (e) en zijn definitieve vorm krijgt op de leeftijd van tien jaar (f).

De ontwikkeling van het individu loopt dus parallel aan de ontwikkeling van de soort.

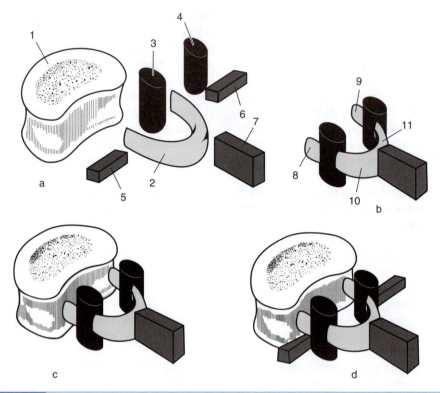

Figuur 1.9

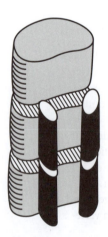

Figuur 1.10

1.5 GRONDVORM VAN EEN WERVEL

Bij de analyse van de grondvorm van een wervel (figuur 1.9) is te zien dat hij voornamelijk uit twee delen bestaat: het corpus vertebrae aan de voorkant en de arcus vertebrae aan de achterkant.

Van de uit elkaar gehaalde onderdelen van een wervel (a) is het corpus vertebrae (1) het meest massieve deel van de wervel. Dit heeft een min of meer cilindrische vorm, waarvan de breedte groter is dan de hoogte, terwijl de achterkant enigszins hol is. De arcus vertebrae (2) heeft de vorm van een hoefijzer. Op de arcus vertebrae zitten aan weerszijden de processus articulares (3 en 4) vast, die de arcus in stukken verdelen (b): ervóór bevinden zich de pediculi (8 en 9) en erachter bevindt zich de lamina arcus vertebrae (10 en 11). De processus spinosus (7) zit aan de achterkant van de arcus in het mediane vlak. De arcus zit door middel van de pediculi aan de achterkant van het corpus vast (c). De complete wervel (d) heeft tevens processus transversi (5 en 6), die vlak bij de processus articulares aan de arcus vastzitten.

Deze grondvorm is op alle niveaus in de wervelkolom terug te vinden, hoewel het corpus vertebrae, de arcus vertebrae of beide zeer grote veranderingen kunnen hebben ondergaan.
Toch is het belangrijk om vast te stellen dat deze verschillende onderdelen in verticale richting op elkaar passen. Zo bestaat de hele wervelkolom uit drie pilaren (figuur 1.10):
- een hoofdpilaar aan de voorkant, gevormd door de op elkaar liggende corpora vertebrae;
- twee kleinere pilaren achter de corpora vertebrae, gevormd door de op elkaar liggende processus articulares.

De corpora zijn met elkaar verbonden door de disci intervertebrales en de processus articulares zijn met elkaar verbonden door synoviale gewrichten.
Iedere wervel heeft een foramen vertebrale, dat aan de voorkant wordt begrensd door het corpus vertebrae en aan de achterkant door de arcus vertebrae. Al deze foramina vertebralia boven elkaar vormen de canalis vertebralis, die afwisselend begrensd wordt door botdelen ter hoogte van de wervels en tussen de wervels in door ligamenten ter hoogte van de disci en door ligamenten tussen de arcus vertebrae.

Bewegingsleer Deel III De romp en wervelkolom

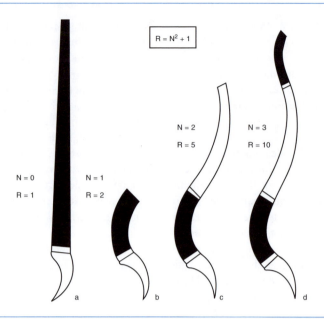

Figuur 1.11

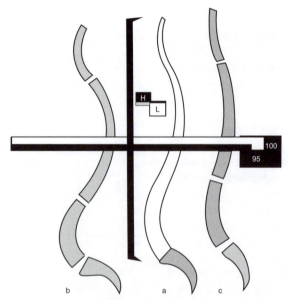

index	< 94% laag	94-96% normaal	> 96% hoog
kromming	versterkt	gemiddeld	afgevlakt
type	dynamisch	gemiddeld	statisch
INDEX VAN DELMAS		$\dfrac{H \text{ (hoogte)}}{L \text{ (lengte)}} \times 100\%$	

Figuur 1.12

1.6   DE KROMMINGEN VAN DE WERVELKOLOM

De krommingen in de wervelkolom zorgen voor een grotere weerstand van de wervelkolom tegen drukkrachten in de asrichting. Ingenieurs hebben aangetoond dat de weerstand van een gekromde kolom (R) recht evenredig is met het kwadraat van het aantal krommingen (N) plus 1. Een rechte kolom waarvan het aantal krommingen dus nul is, kan als referentie dienen: R = 1 (a). In een kolom met één enkele kromming is de weerstand meteen al het dubbele (b). De weerstand van een kolom met twee krommingen is vijfmaal zo groot als die van de rechte kolom (c). Ten slotte is de weerstand van een kolom met drie beweeglijke krommingen, zoals de wervelkolom met zijn lumbale lordose, thoracale kyfose en cervicale lordose, tien keer zo groot als die van de rechte kolom (d).

De sterkte van de krommingen van de wervelkolom kan uitgedrukt worden met de index van Delmas (figuur 1.12). De krommingen kunnen overigens alleen bij een skelet gemeten worden. Het gaat om de verhouding tussen de hoogte van de wervelkolom vanaf de dekplaat van S1 tot de atlas en de werkelijke lengte van de wervelkolom vanaf de dekplaat van S1 tot de atlas.

Een wervelkolom met normale krommingen heeft een index van Delmas van 95% met als uiterste grenzen 94% en 96% (a). Een wervelkolom met versterkte krommingen heeft een index van Delmas kleiner dan 94%; dat wil zeggen dat de lengte veel groter is dan de hoogte (b). Daarentegen heeft een wervelkolom met afgevlakte krommingen, dus een bijna rechte kolom, een index van Delmas groter dan 96% (c).

Deze anatomische classificatie is heel belangrijk, omdat die verband houdt met het functionele type. Delmas heeft aangetoond dat de wervelkolom met versterkte krommingen bij het functioneel dynamische type hoort, terwijl de wervelkolom met afgevlakte krommingen bij het functioneel statische type hoort.

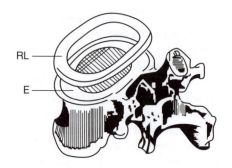

Figuur 1.13

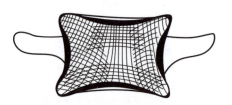

Figuur 1.14

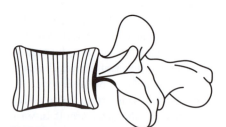

Figuur 1.15

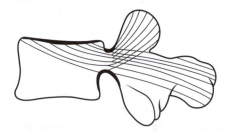

Figuur 1.16

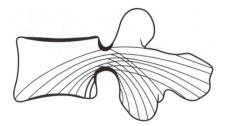

Figuur 1.17

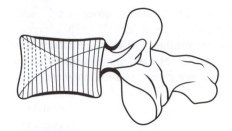

Figuur 1.18

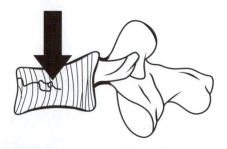

Figuur 1.19

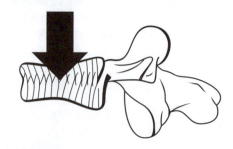

Figuur 1.20

1.7 STRUCTUUR VAN HET CORPUS VERTEBRAE

Het corpus vertebrae heeft de structuur van een kort bot: het is eivormig en bestaat uit spongieus weefsel omgeven door een laag compact bot. De lagen compacta aan de boven- en onderkant van het corpus vertebrae worden de sluitplaten van de wervel genoemd. Op het middelste deel van zo'n sluitplaat ligt een laagje kraakbeen.

Aan de periferie wordt een opstaande rand gevormd (figuur 1.13), de randlijst genoemd (RL). De randlijst ontstaat uit een ringvormige epifysairschijf (E), die tot het veertiende à vijftiende levensjaar de scheiding vormt tussen de randlijst en de rest van het corpus.

> Verbeningsstoornissen van de randlijst geven aanleiding tot epiphysitis vertebralis of de ziekte van Scheuermann.

Op een frontale doorsnede van het corpus vertebrae (figuur 1.14) zijn zeer duidelijk te onderscheiden: de verdikte lagen compacta aan de zijkanten, de met kraakbeen bedekte sluitplaten van de wervel aan de boven- en onderkant en de trabeculae van het spongieuze bot in het midden van het corpus vertebrae, gerangschikt volgens de krachtlijnen. Deze lijnen lopen verticaal tussen de sluitplaten, horizontaal tussen de zijkanten en schuin tussen de onderste sluitplaat en de zijkanten.

Op een sagittale doorsnede zijn de verticale trabeculae zichtbaar (figuur 1.15), maar bovendien zijn er nog twee schuin verlopende vezelsystemen, die ook wel de uitwaaierende vezels genoemd worden. Het ene komt van de bovenste sluitplaat en waaiert via de twee pediculi uit naar de beide processus articulares superiores en de processus spinosus (figuur 1.16). Het tweede komt van de onderste sluitplaat en waaiert via de twee pediculi uit naar de beide processus articulares inferiores en de processus spinosus (figuur 1.17).

Doordat deze trabeculaesystemen elkaar kruisen, ontstaan er gebieden met grotere weerstand, maar er ontstaat ook een gebied met geringere weerstand, namelijk een driehoek met de voorkant van de wervel als basis waarin alleen verticale trabeculae lopen (figuur 1.18). Hierdoor wordt de wigvormige breuk van het corpus vertebrae verklaard (figuur 1.19): onder invloed van een in de asrichting werkende drukkracht van 6000 N stort het voorste deel van het corpus vertebrae in. Er is een in de asrichting werkende drukkracht van 8000 N nodig om het hele corpus vertebrae te laten instorten en de 'dorsale muur' te breken (figuur 1.20).

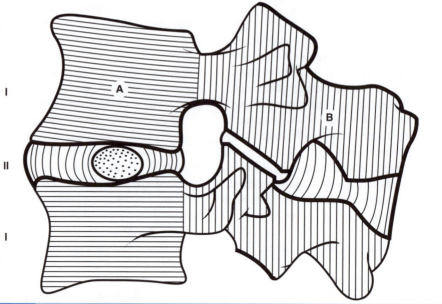

Figuur 1.21

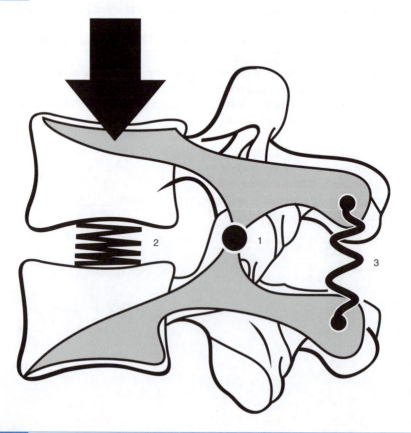

Figuur 1.22

1.8 DE FUNCTIONELE COMPONENTEN VAN DE WERVELKOLOM

Bij een lateraal aanzicht van de wervelkolom zijn de verschillende functionele componenten makkelijk te onderscheiden (figuur 1.21, volgens Brueger). Aan de voorkant (A) bevindt zich de voorste pilaar, die een belangrijke steunfunctie heeft. Aan de achterkant (B) bevinden zich de twee kleinere pilaren, gevormd door de processus articulares en ondersteund door de arcus vertebrae. De voorste pilaar heeft een statische functie en de achterste pilaar een dynamische.

In het verticale vlak worden de botdelen afgewisseld met ligamenteuze verbindingsstructuren. Hierdoor is onderscheid te maken (volgens Schmorl) tussen een passief segment, gevormd door de wervel zelf (I), en een beweeglijk segment, in de tekening begrensd door een dikke zwarte lijn (II). Het beweeglijke segment bestaat uit de discus intervertebralis, het foramen intervertebrale, de artt. intervertebrales en ten slotte het lig. flavum en het lig. interspinale. De beweeglijkheid van dit segment is verantwoordelijk voor de bewegingen van de wervelkolom.

Er bestaat een functioneel verband tussen de voorste en de achterste pilaar (figuur 1.22). Hiervoor zorgen de pediculi arcus vertebrae. Met de trabeculaire structuur van het corpus en de arcus vertebrae in gedachten, is iedere wervel te vergelijken met een hefboom van de eerste orde, waarvan het intervertebrale gewricht (1) het steunpunt vormt. Dit hefboomsysteem zorgt ervoor dat de in de asrichting werkende drukkrachten op de wervelkolom opgevangen worden: ze worden direct passief opgevangen door de discus intervertebralis (2) en indirect actief door de rugspieren (3) via de hefboom, gevormd door iedere arcus vertebrae. De drukkrachten worden dus zowel passief als actief opgevangen.

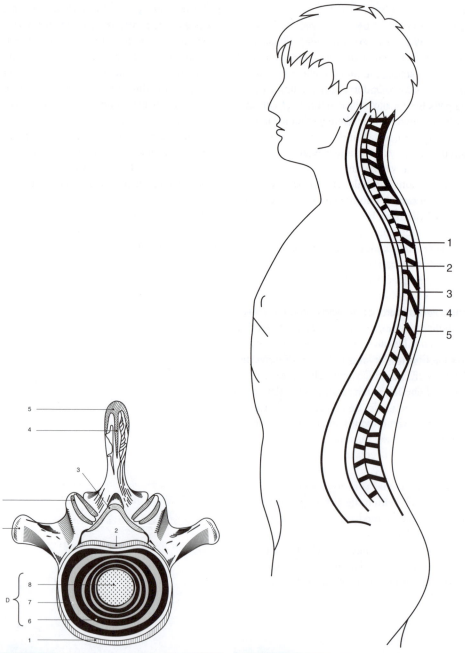

Figuur 1.23

Figuur 1.24

1.9 DE VERBINDINGEN TUSSEN DE WERVELS

Tussen het os sacrum en de schedelbasis bevinden zich 24 beweeglijke delen, die met elkaar verbonden zijn door vele ligamenten. Op een horizontale doorsnede (figuur 1.23) en bij een lateraal aanzicht (figuur 1.24) zijn de volgende ligamenten te onderscheiden.

Allereerst zijn er de ligamenten die aan de voorste pilaar vastzitten.
- Het lig. longitudinale anterius (1) loopt aan de voorkant van de corpora vertebrae, van de schedelbasis tot aan het os sacrum.
- Het lig. longitudinale posterius (2) loopt aan de achterkant van de corpora vertebrae, van de pars basilaris van het os occipitale tot de canalis sacralis.

Deze twee lange ligamenten worden steeds verbonden door de discus intervertebralis (D), die uit twee delen bestaat: een perifeer deel, de anulus fibrosus gevormd door concentrische lagen van vezelig weefsel (6 en 7), en een centraal deel, de nucleus pulposus (8).

Vervolgens zijn er de vele ligamenten die aan de arcus vertebrae vastzitten en voor de verbinding tussen twee aangrenzende arcus vertebrae zorgen.
- Het lig. flavum (3) is erg dik en taai, en heeft twee helften die zich verenigen ter hoogte van de mediaanlijn. Het zit vast aan de onderkant van de lamina arcus vertebrae van de erboven liggende wervel en aan de bovenkant van de lamina arcus vertebrae van de eronder liggende wervel.
- Het lig. interspinale (4) loopt aan de achterzijde en is verbonden met het lig. supraspinale (5). Dit lig. supraspinale stelt in het lumbale gebied niet veel voor, maar is in het cervicale gebied zeer sterk ontwikkeld.
- Aan het uiteinde van elke processus transversus zit het lig. intertransversarium (10) vast.
- Ten slotte zijn er ter hoogte van de intervertebrale gewrichten twee krachtige ligamenten die de gewrichtskapsels versterken: het lig. anterius en het lig. posterius (9).

Al deze ligamenten samen zorgen voor een uiterst stevige verbinding tussen de wervels en geven de wervelkolom een grote mechanische weerstand.

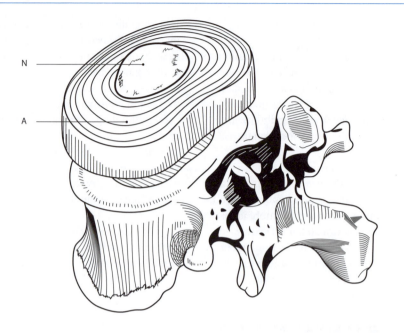

Figuur 1.25

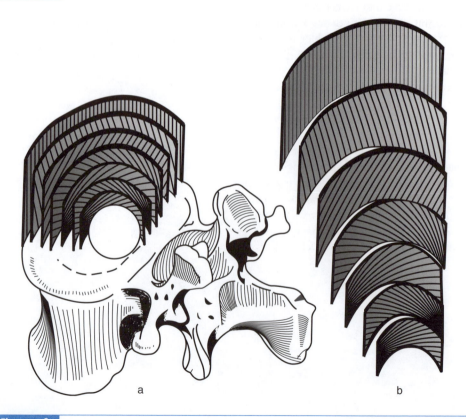

Figuur 1.26

1.10 DE STRUCTUUR VAN DE DISCUS INTERVERTEBRALIS

De verbinding tussen twee aangrenzende corpora vertebrae is een symfyse. Die wordt gevormd door de twee sluitplaten van de aangrenzende wervels, die bij elkaar gehouden worden door de discus intervertebralis. De structuur van deze discus is heel karakteristiek.

De discus bestaat uit twee delen (figuur 1.25). Het centrale deel is de nucleus pulposus (N), een gelatineuze substantie die embryologisch van de chorda dorsalis afstamt. De doorzichtige gelei bestaat voor 88 procent uit water en is zeer hydrofiel. De chemische structuur heeft als basis een matrix van mucopolysachariden die aan eiwit gebonden chondroïtinesulfaat, een bepaald soort hyaluronzuur en een keratonsulfaat bevat. Histologisch bestaat de nucleus pulposus uit collagene vezels, kraakbeenachtige cellen, bindweefselcellen en hier en daar wat opeenhopingen van kraakbeencellen. Er bevinden zich geen bloedvaten of zenuwen in de nucleus pulposus.
De nucleus pulposus wordt omsloten door van de periferie komende vezelbanen.

Het perifere deel van de discus intervertebralis is de anulus fibrosus (A), een vezelige ring die uit een aantal concentrische lamellen is opgebouwd (figuur 1.26). In iedere lamel lopen de vezels schuin, maar de richting is in de opeenvolgende lamellen steeds tegengesteld (a). De vezels aan de periferie lopen verticaal en naar het centrum toe gaan ze steeds schuiner lopen (b).
De centrale vezels die contact hebben met de nucleus pulposus, lopen bijna horizontaal en beschrijven een lange, schroefvormige baan van de ene sluitplaat naar de andere. Zo wordt de nucleus pulposus ingesloten door de sluitplaten aan de boven- en onderkant en de anulus fibrosus, in een ruimte die vrijwel geen rek toelaat. De anulus fibrosus bestaat bovendien uit een vezelnetwerk dat er bij jongeren voor zorgt dat de nucleus pulposus niet instort.
De nucleus pulposus heeft een hoge osmotische druk en zuigt daardoor veel water aan, zodat bij een transversale doorsnede (figuur 1.25) de gelatineuze substantie van de nucleus pulposus aan de bovenkant van de doorsnede zou uitpuilen.

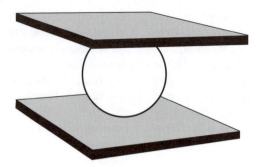

Figuur 1.27

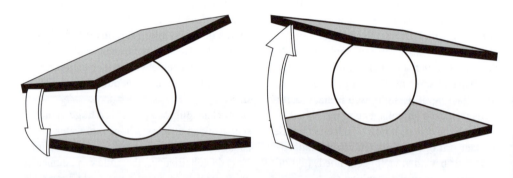

Figuur 1.28

Figuur 1.29

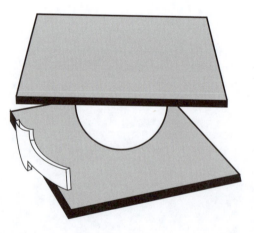

Figuur 1.30

1.11 DE NUCLEUS PULPOSUS, OPGEVAT ALS EEN BOL

De nucleus pulposus, die onder druk is opgesloten in de ruimte tussen de twee sluitplaten, heeft grofweg de vorm van een bol. De nucleus pulposus is dus op te vatten als een bal tussen twee vlakken (figuur 1.27).

Zo'n gewricht wordt een kogelgewricht genoemd. Hierbij zijn drie bewegingsrichtingen mogelijk.
- Buigen:
  - buigen in het sagittale vlak: flexie (figuur 1.28) of extensie (figuur 1.29);
  - buigen in het frontale vlak: lateroflexie.
- Rotatie van de sluitplaten ten opzichte van elkaar (figuur 1.30).
- Glijden van de sluitplaten ten opzichte van elkaar door middel van de bol, waarbij de sluitplaten elkaar zelfs kunnen raken.

Dit zeer beweeglijke gewricht heeft in totaal zes vrijheidsgraden: flexie en extensie, lateroflexie naar links en naar rechts, glijden in het sagittale vlak, glijden in het frontale vlak, rotatie naar rechts en rotatie naar links. Overigens hebben al deze bewegingen maar een kleine uitslag. Alleen door de bewegingen van een aantal van dit soort gewrichten bij elkaar op te tellen, kunnen bewegingen van grote uitslag worden gemaakt.

Bewegingsleer Deel III De romp en wervelkolom

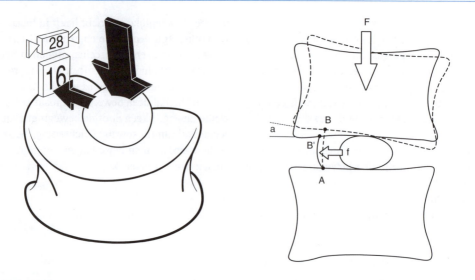

Figuur 1.31

Figuur 1.33

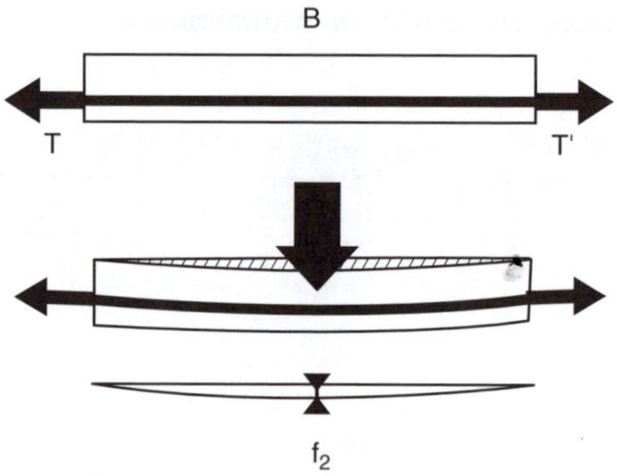

A

B

f_1

f_2

Figuur 1.32

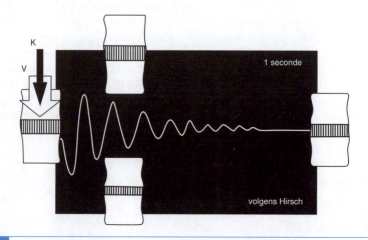

volgens Hirsch

Figuur 1.34

1.12 DE KRACHTEN OP DE DISCUS

Op de discus intervertebralis staan aanzienlijke krachten, die groter worden in de richting van het os sacrum. Als alleen rekening gehouden wordt met de in de asrichting werkende drukkrachten, wordt de kracht die een sluitplaat uitoefent op de discus intervertebralis voor 75 procent op de nucleus pulposus overgebracht en voor 25 procent op de anulus fibrosus. Zo werkt bij een drukkracht van 200 N, 150 N op de nucleus pulposus en 50 N op de anulus fibrosus.

Een deel van de druk wordt echter in het horizontale vlak door de nucleus pulposus op de anulus fibrosus overgebracht. In staande houding is de verticale druk ter hoogte van de discus L5-S1 op de nucleus pulposus 280 N/cm² en die op de periferie van de anulus fibrosus 160 N/cm² (figuur 1.31). Deze krachten worden nog groter als de wervelkolom meer belast wordt. Bij flexie van de romp stijgt de druk tot 580 N/cm², terwijl de kracht tot 870 N stijgt. Als de romp weer wordt gestrekt, wordt dit nog meer, namelijk tot 1070 N/cm² en 1740 N.

> De drukkrachten worden nog groter als er tijdens het strekken een gewicht opgetild wordt en kunnen dan dicht bij de waarden van het breekpunt komen.

De druk in het centrum van de nucleus pulposus is nooit nul, zelfs niet als de discus niet belast is. Deze druk wordt veroorzaakt door het wateropnemend vermogen, waardoor de nucleus pulposus wil uitzetten in zijn niet-rekbare ruimte. Zo wordt een toestand van 'voorspanning' bereikt, een term uit de betontechniek voor het aanbrengen van een spanning in een balk die een last moet kunnen dragen (figuur 1.32). Als een homogene balk (A) met een gewicht belast wordt, kromt deze over een afstand f1 (tussen de pijlen). In balk B is een stalen kabel bevestigd die krachtig is aangespannen tussen de beide uiteinden van de balk, waardoor een voorspanning is aangebracht. Indien balk B met hetzelfde gewicht belast wordt, kromt hij over een afstand f2, die beduidend kleiner is dan f1. Op dezelfde wijze zorgt de voorspanning in de discus vertebralis voor een betere weerstand tegen druk- en buigkrachten. Als de nucleus pulposus op oudere leeftijd zijn hydrofiele eigenschappen verliest, neemt de inwendige druk af en verdwijnt de voorspanning langzamerhand. Dit verklaart het minder soepel worden van de wervelkolom van de oudere mens.

Als een discus door een asymmetrische drukkracht belast wordt, zal de bovenste sluitplaat van de wervel buigen naar de kant die het zwaarst belast is (figuur 1.33). Hierbij kantelt de wervel over hoek a. Vezel AB' wordt dan tot AB gerekt, maar tegelijkertijd werkt de druk van de nucleus pulposus, die het grootst is in de richting van de pijl, op vezel AB en brengt hem naar stand AB' terug, waardoor de bovenste sluitplaat weer in zijn oorspronkelijke stand komt. Dit zelfstabiliserende mechanisme heeft te maken met de voorspanning. De anulus fibrosus en de nucleus pulposus vormen op deze wijze een functioneel koppel waarvan het effect afhankelijk is van het intact-zijn van ieder element. De voorspanning verklaart ook de elastische reacties van de discus, zoals door het experiment van Hirsch duidelijk aangetoond is (figuur 1.34): als er op een discus met voorspanning (V) een grote kracht (K) wordt uitgeoefend, neemt de dikte van de discus tot een minimum af en vervolgens tot een maximum toe, wat gevolgd wordt door trillingen, die in 1 seconde gedempt zijn. Als de kracht te groot is, kunnen de vezels van de anulus fibrosus kapot gaan door de intensiteit van de trillingsreactie. Dit verklaart dat de kwaliteit van de discus achteruitgaat als er herhaaldelijk grote krachten op worden uitgeoefend.

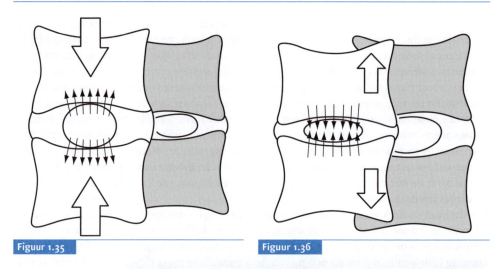

Figuur 1.35

Figuur 1.36

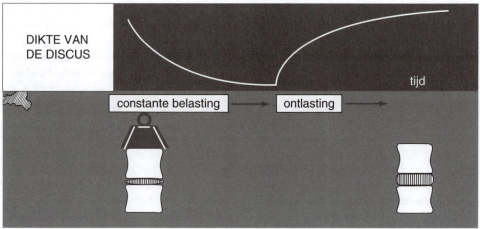

Figuur 1.37

1.13 WATERVERPLAATSING IN DE NUCLEUS PULPOSUS

De nucleus pulposus rust op het middelste, met kraakbeen bedekte deel van de sluitplaat. Die bevat echter zeer veel kleine poriën die het gebied van de nucleus pulposus met het spongieuze weefsel onder de sluitplaat verbinden. Als een aanzienlijke druk op de as van de wervelkolom uitgeoefend wordt, bijvoorbeeld onder invloed van het lichaamsgewicht in staande positie, loopt het water dat zich in de gelatineuze substantie van de nucleus pulposus bevindt, dwars door de openingen van de sluitplaat naar het centrum van het corpus vertebrae (figuur 1.35). Daar deze statische druk de hele dag aanhoudt, bevat de nucleus pulposus 's avonds beduidend minder water dan 's ochtends; de discus is dan aanzienlijk dunner. Bij een gezond persoon kan hierdoor de totale hoogte van de wervelkolom 2 cm afgenomen zijn.

Omgekeerd wordt er 's nachts, in liggende positie, geen druk in de asrichting op de corpora vertebrae uitgeoefend ten gevolge van de zwaartekracht maar alleen ten gevolge van de spiertonus, die tijdens de slaap sterk verminderd is. Op dat moment loopt door het wateropnemend vermogen van de nucleus pulposus het water weer uit de corpora vertebrae naar de nucleus pulposus (figuur 1.36). Zo krijgt de discus zijn oorspronkelijke dikte weer terug. Mensen zijn 's ochtends dus langer dan 's avonds. En omdat de voorspanning 's ochtends groter is dan 's avonds, is de buigzaamheid van de wervelkolom aan het begin van de dag groter.

Hirsch heeft aangetoond dat als een discus intervertebralis constant belast wordt (figuur 1.37), de dikte van de discus niet lineair maar exponentieel afneemt (het eerste deel van de kromme). Dit suggereert duidelijk een dehydratatieproces, dat proportioneel is met het volume van de nucleus pulposus. Als de belasting weggenomen is, krijgt de discus zijn oorspronkelijke dikte weer terug, maar ook dan is de kromme niet lineair maar omgekeerd exponentieel (tweede deel van de kromme) en het duurt een zekere tijd voordat de oorspronkelijke dikte van de discus weer terug is.

Als de discus te snel na elkaar belast en ontlast wordt, is er niet voldoende tijd om de oorspronkelijke dikte terug te krijgen. Ook als de discus te lang achter elkaar belast en ontlast wordt, zelfs als er genoeg tijd is om te herstellen, krijgt de discus zijn oorspronkelijke dikte niet meer terug. Ook dit is een verouderingsproces.

De imbibitiedruk (de druk als gevolg van het wateropnemend vermogen) van de nucleus pulposus is aanzienlijk en kan (volgens Charnley) 250 mm Hg bereiken. Doordat het wateropnemend vermogen afneemt met de leeftijd, neemt ook de imbibitiedruk af, evenals de voorspanning. Dit verklaart het afnemen van de lichaamslengte en de buigzaamheid van de wervelkolom bij de oudere mens.

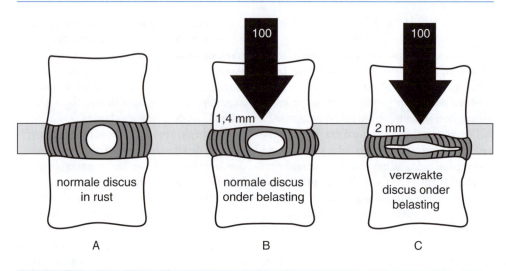

Figuur 1.39

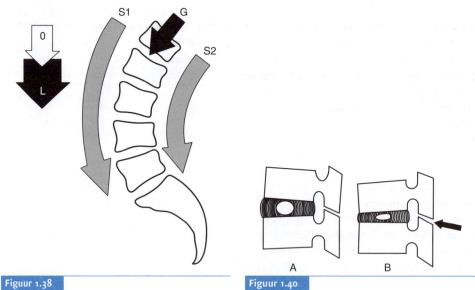

Figuur 1.38

Figuur 1.40

1.14 DRUKKRACHTEN OP DE DISCUS

De drukkrachten op de discus worden groter in de richting van het os sacrum. Dit is begrijpelijk omdat het lichaamsgewicht dat gesteund moet worden, in de richting van het os sacrum toeneemt (figuur 1.38). Bij een man van 80 kg weegt het hoofd zo'n 3 kg, de bovenste extremiteiten 14 kg en de romp 30 kg. Aangenomen dat de wervelkolom ter hoogte van de discus L5-S1 slechts twee derde van het gewicht van de romp draagt, is de belasting daar toch 37 kg, wat bijna de helft van het lichaamsgewicht (G) is. Daarbij komt nog de tonus van de paravertebrale spieren (S1 en S2), die nodig is om de romp rechtop te houden. Als daaraan nog het dragen van een last (L) wordt toegevoegd en er dan ook nog overbelast (O) wordt, is duidelijk dat de laagst gelegen disci van de lumbale wervelkolom aan krachten worden onderworpen die soms hun weerstand te boven gaan, vooral bij een ouder persoon.

De afname van de dikte van de discus hangt af van het feit of de discus normaal of verzwakt is (figuur 1.39). Als een normale discus in rust (A) door een gewicht van 100 kg belast wordt, wordt hij over een afstand van 1,4 mm ingedrukt en tevens wordt hij breder (B). Als nu een reeds verzwakte discus met hetzelfde gewicht van 100 kg belast wordt, wordt hij over een afstand van 2 mm ingedrukt (C). Bovendien krijgt de discus na het wegnemen van de last zijn oorspronkelijke dikte niet meer volledig terug.

Dit geleidelijk dunner worden van de verzwakte discus heeft gevolgen voor de intervertebrale gewrichten (figuur 1.40). Bij de normale dikte van de discus (A) zijn de verhoudingen tussen de gewrichtsvlakken normaal; dat wil zeggen dat de gewrichtsspleet recht en regelmatig is. Als de discus in hoogte afneemt (B), zijn de verhoudingen tussen de gewrichtsvlakken verstoord en wordt de gewrichtsspleet aan de achterkant groter. Deze afwijking leidt op den duur tot artrose.

Bewegingsleer Deel III De romp en wervelkolom

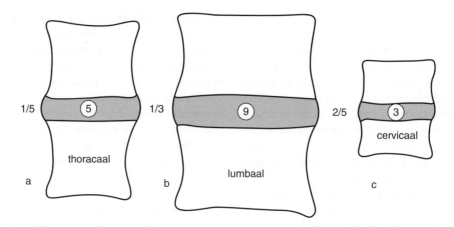

Figuur 1.41

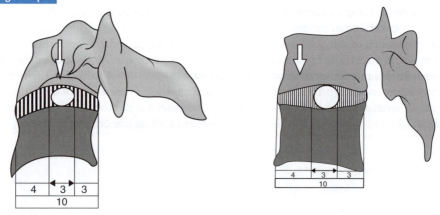

Figuur 1.42

Figuur 1.43

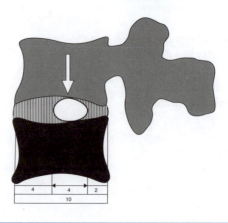

Figuur 1.44

1.15 VARIATIES IN DE STRUCTUUR VAN DE DISCUS OP DE VERSCHILLENDE NIVEAUS VAN DE WERVELKOLOM

De dikte van de discus is op de verschillende niveaus van de wervelkolom niet gelijk (figuur 1.41). Hij is het dikst in de lumbale wervelkolom: 9 mm (b). In de thoracale wervelkolom is hij 5 mm dik (a) en in de cervicale wervelkolom 3 mm (c). Belangrijker dan de absolute hoogte is de verhouding tussen de dikte van de discus en de hoogte van het corpus vertebrae. In feite geeft deze verhouding de mobiliteit van het desbetreffende segment van de wervelkolom aan, aangezien de mobiliteit groter is naarmate die verhouding groter is. De cervicale wervelkolom is het meest mobiel, omdat de verhouding tussen discus en corpus 2/5 is. De lumbale wervelkolom is wat minder mobiel dan de cervicale; de verhouding tussen discus en corpus is daar 1/3. Ten slotte is de thoracale wervelkolom het minst mobiel, met een verhouding tussen discus en corpus van 1/5.

Op sagittale doorsneden van de verschillende delen van de wervelkolom blijkt dat de nucleus pulposus zich niet precies in het centrum van de discus bevindt. Als de discus in voor-achterwaartse richting in tien gelijke delen verdeeld wordt, bevindt de nucleus pulposus zich:
- in de cervicale wervelkolom (figuur 1.42) op 4/10 van de voorkant en 3/10 van de achterkant, waarbij de nucleus pulposus zelf 3/10 van de ruimte inneemt; de nucleus pulposus ligt precies op de bewegingsas (witte pijl);
- in de thoracale wervelkolom (figuur 1.43) op dezelfde afstand van de voorkant en van de achterkant als cervicaal; de nucleus pulposus neemt zelf 3/10 van de ruimte in, maar ligt nu achter de bewegingsas (de witte pijl die de bewegingsas voorstelt loopt voor de nucleus pulposus langs);
- in de lumbale wervelkolom (figuur 1.44) op 4/10 van de voorkant van de discus en op 2/10 van de achterkant; de nucleus pulposus neemt zelf 4/10 van de ruimte in en bezet dus een groter oppervlak, wat overeenkomt met de grotere in de asrichting werkende krachten; net als bij de cervicale wervelkolom ligt de nucleus pulposus precies op de bewegingsas (witte pijl).

Volgens Léonardi ligt het centrum van de nucleus pulposus op gelijke afstand van de voorkant van de wervel en het lig. flavum. Dit is kennelijk een evenwichtspunt, alsof de kracht van de banden aan de achterkant de nucleus pulposus naar achteren 'trekt'.

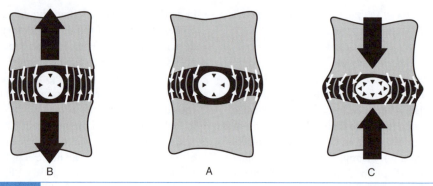

Figuur 1.45

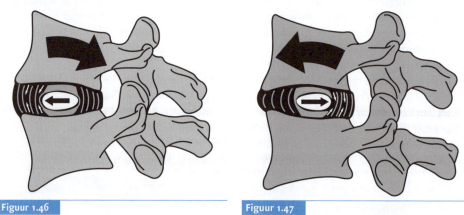

Figuur 1.46

Figuur 1.47

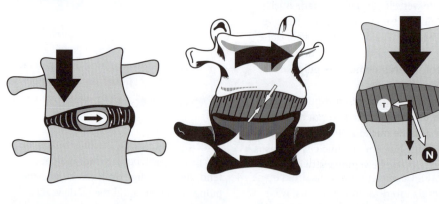

Figuur 1.48

Figuur 1.49

Figuur 1.50

1.16 HET GEDRAG VAN DE DISCUS INTERVERTEBRALIS BIJ DE ELEMENTAIRE BEWEGINGEN

In de ruststand staan de vezels van de anulus fibrosus reeds onder spanning ten gevolge van de druk van de nucleus pulposus, de voorspanning (figuur 1.45A).

Bij een in de asrichting werkende tractiekracht op de discus (B) hebben de sluitplaten van de wervels de neiging van elkaar af te gaan, zodat de dikte van de discus toeneemt. Tegelijkertijd neemt de breedte af en neemt de spanning van de vezels in de anulus fibrosus toe. De nucleus pulposus, die in rust enigszins afgeplat is, wordt nu meer bolvormig. Tractie verlaagt dus de druk in de nucleus pulposus en daarom wordt dit als behandeling van een hernia van de discus gebruikt. Bij tractie in de asrichting van de wervelkolom neemt de door de hernia verplaatste gelatineuze substantie zijn oorspronkelijke ruimte in de nucleus pulposus weer in. Dit resultaat wordt echter niet altijd verkregen, omdat de binnenste vezels van de anulus fibrosus onder bepaalde omstandigheden de druk in de nucleus pulposus kunnen doen toenemen.

Bij een drukkracht in de asrichting (C) wordt de discus afgeplat en breder, de nucleus pulposus wordt platter; de inwendige druk van de nucleus pulposus wordt groter en wordt zijwaarts naar de binnenste vezels van de anulus fibrosus overgebracht.

Bij extensie verplaatst de bovenste wervel zich naar achteren, waarbij de ruimte tussen de wervels aan de achterkant kleiner wordt en de nucleus pulposus naar voren wordt geduwd (figuur 1.46). De nucleus pulposus drukt op de voorste vezels van de anulus fibrosus, waardoor de bovenste wervel de neiging heeft naar zijn oorspronkelijke stand terug te keren. Dit is het zelfstabiliserende mechanisme van het koppel nucleus-anulus. Bij flexie gebeurt hetzelfde, maar in de omgekeerde richting (figuur 1.47).

Bij lateroflexie neigt de bovenste wervel naar de kant van de lateroflexie en de nucleus pulposus wordt naar de andere kant geduwd (figuur 1.48). Ook dit resulteert in zelfstabilisatie.

Bij rotatie worden de schuine vezels die in de bewegingsrichting lopen, gerekt (figuur 1.49). De vezels van de lagen daartussen, die in tegengestelde richting lopen, ontspannen. De spanning is maximaal in de binnenste lagen, waarvan de vezels het meest schuin lopen. De nucleus pulposus wordt daarom sterk samengeperst en de inwendige druk wordt groter, evenredig met de mate van rotatie.

Bij een gecombineerde beweging van flexie en rotatie kan de anulus fibrosus kapot gaan en wordt de nucleus pulposus naar achteren geduwd, door de scheuren van de anulus fibrosus heen.

Als de statische krachten op een enigszins schuine wervel uitgeoefend worden (figuur 1.50), kan de verticale kracht (K) ontbonden worden in:
- een kracht N loodrecht op de sluitplaat van de onderste wervel;
- een kracht T evenwijdig aan de sluitplaat.

Kracht N houdt de twee wervels bij elkaar, terwijl kracht T de bovenste wervel naar voren doet glijden, waarbij spanning ontstaat in de vezels die tegengesteld schuin lopen in de opeenvolgende lagen van de anulus fibrosus.

> Samenvattend: welke kracht er ook op de discus intervertebralis wordt uitgeoefend, de inwendige druk van de nucleus pulposus neemt altijd toe en de vezels van de anulus fibrosus worden gerekt, maar het zelfstabiliserende mechanisme zorgt ervoor dat de discus in zijn oorspronkelijke stand terugkeert.

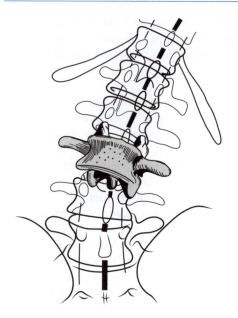

Figuur 1.51

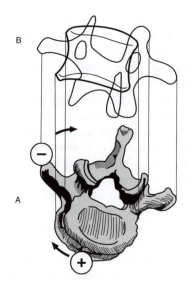

Figuur 1.52

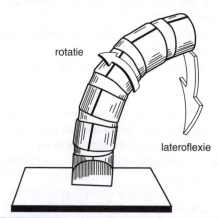

Figuur 1.53

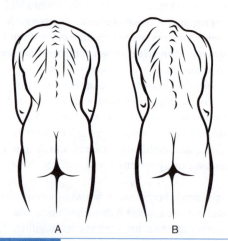

Figuur 1.54

1.17 AUTOMATISCHE ROTATIE VAN DE WERVELKOLOM BIJ LATEROFLEXIE

Bij lateroflexie van de wervelkolom roteren de corpora vertebrae zodanig ten opzichte van elkaar dat hun mediaanlijn aan de voorkant zich naar de convexe kant van de kromming verplaatst. Dit is goed zichtbaar op een voor-achterwaartse röntgenfoto (figuur 1.51): de corpora vertebrae liggen niet meer symmetrisch en de lijn van de processus spinosi (dikke strepen) is naar de concave kant verplaatst.

In figuur 1.52 is het benige deel van een wervel getekend om de ligging begrijpelijk te maken en om röntgenologische bevindingen te kunnen interpreteren. Bij een bovenaanzicht (A) is te zien dat in deze rotatiestand de processus transversus aan de concave kant op ware grootte geprojecteerd kan worden, terwijl de processus transversus aan de convexe kant verkort geprojecteerd wordt. Bovendien bevinden zich op de röntgenfoto de gewrichtsspleten van de tussenwervelgewrichten aan de convexe kant achter de corpora, terwijl zij aan de concave kant van voren zichtbaar zijn, evenals de pediculi arcus vertebrae.

Deze automatische rotatie van de corpora vertebrae is verklaren door twee mechanismen:
- het samendrukken van de discus;
- het gespannen worden van de ligamenten.

Het effect van het samendrukken van de disci kan met behulp van een eenvoudig mechanisch model aangetoond worden (figuur 1.53). De wervels worden voorgesteld door stukjes kurk, wigvormig gesneden, en de disci door stukjes zacht rubber, eveneens wigvormig gesneden. Kurk en rubber worden op elkaar gelijmd en aan de voorkant wordt de mediaanlijn getekend. Als het model nu zijwaarts gebogen wordt, is te goed zien dat de corpora vertebrae naar de andere kant roteren. Dit is te verklaren doordat de druk op de discus bij lateroflexie aan de concave kant groter wordt. De samengedrukte substantie heeft de neiging om naar de convexe kant te ontsnappen en dit veroorzaakt de rotatie. Bij het gebied met hogere druk staat in figuur 1.52A een +; de pijl geeft de richting van de rotatie aan. Tegelijkertijd komen door lateroflexie de ligamenten aan de convexe kant op spanning, waardoor ze de neiging krijgen zich naar de mediaanlijn te verplaatsen om hun lengte te verkorten. Dit wordt in figuur 1.52A aangegeven met een − ter hoogte van een lig. intertransversarium, waarbij de pijl de richting van de rotatie aanduidt.

Deze twee mechanismen verlopen synergetisch en dragen ieder op hun eigen manier bij aan de rotatie van de corpora vertebrae.

Deze automatische rotatie is normaal, maar in sommige gevallen hebben houdingsproblemen van de wervelkolom, veroorzaakt door een slechte verdeling van spanning in de ligamenten of door ontwikkelingsstoornissen, een blijvende rotatie van de corpora vertebrae tot gevolg. Het gaat dan om een scoliose, een blijvende lateroflexie van de wervelkolom gecombineerd met een rotatie van de corpora vertebrae. Deze rotatie kan klinisch worden vastgesteld (figuur 1.54). Bij een gezond persoon (A) laat flexie van de romp aan de achterkant een symmetrisch profiel zien. Bij een persoon met een scoliose (B) geeft flexie van de romp een asymmetrisch profiel, waarbij de thorax een welving vertoont aan de convexe kant van de naar lateraal gekromde wervelkolom. De normaal voorbijgaande automatische rotatie van de corpora vertebrae is dan pathologisch doordat hij blijvend is geworden en constant samengaat met lateroflexie van de wervelkolom.

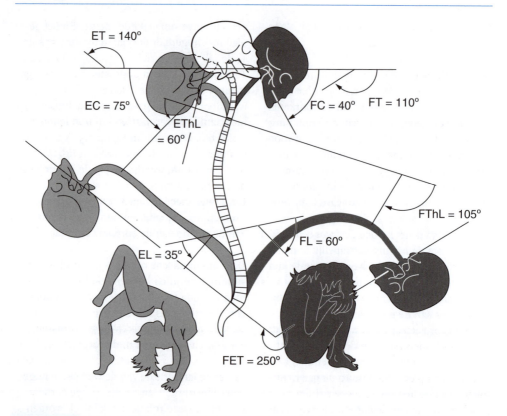

Figuur 1.55

1.18 BEWEGINGSUITSLAG VAN FLEXIE EN EXTENSIE VAN DE WERVELKOLOM

In zijn geheel genomen is de wervelkolom tussen het os sacrum en de schedel gelijk aan een gewricht met drie vrijheidsgraden: het staat bewegingen toe van flexie en extensie, lateroflexie naar rechts en naar links en rotatie. De bewegingsuitslag van deze elementaire bewegingen is erg klein op het niveau van de afzonderlijke wervels, maar is in zijn geheel zeer aanzienlijk vanwege de vele gewrichten die hierbij een rol spelen.

Flexie- en extensiebewegingen vinden plaats in het sagittale vlak (figuur 1.55). Het referentievlak ter hoogte van de schedel is het kauwvlak; dit is voor te stellen als een stuk karton dat stevig tussen de tanden gehouden wordt. De hoek tussen de twee uiterste standen van het kauwvlak (FET) is 250°. Deze uitslag is aanzienlijk, zeker vergeleken met alle andere gewrichten van het lichaam, die een maximale uitslag van 180° hebben. Natuurlijk gaat het bij deze 250° om een extreme bewegingsuitslag bij zeer lenige personen.

De bijdragen van de delen van de wervelkolom kunnen op laterale röntgenfoto's worden gemeten.
- In de lumbale wervelkolom is de flexie (FL) 60° en de extensie (EL) 35°.
- In de thoracale en lumbale wervelkolom samen is de flexie (FThL) 105° en de extensie (EThL) 60°.
- In de cervicale wervelkolom is de flexie (FC) 40° en de extensie (EC) 75°.

De totale flexie van de wervelkolom (FT) is 110° en de totale extensie (ET) is 140°. Het totaal verschilt van de som der delen en de getallen zijn slechts benaderingen, daar er geen overeenstemming bestaat tussen diverse auteurs over de bewegingsuitslag van de verschillende delen van de wervelkolom. Bovendien zijn er grote variaties in de bewegingsuitslag, afhankelijk van de leeftijd. Daarom worden hier alleen maximale waarden gegeven.

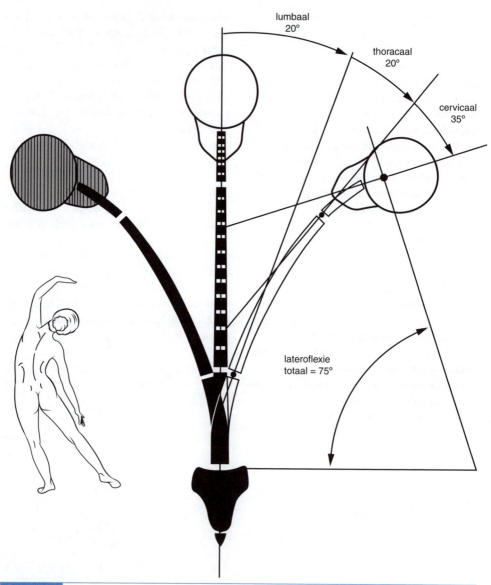

Figuur 1.56

1.19 BEWEGINGSUITSLAG VAN LATEROFLEXIE VAN DE GEHELE WERVELKOLOM

De lateroflexiebeweging of neiging van de wervelkolom vindt plaats in een frontaal vlak (figuur 1.56). Ze is nauwkeurig te meten op een röntgenfoto van achteren. Het uitgangspunt hierbij is óf de as van de wervels óf de richting van de bovenste sluitplaat van de desbetreffende wervel. Ter hoogte van de schedel is de linea intermastoidea als referentie te gebruiken; dit is de lijn die de beide processus mastoidei verbindt.

- Lateroflexie van de lumbale wervelkolom is 20°.
- Lateroflexie van de thoracale wervelkolom is 20°.
- Lateroflexie van de cervicale wervelkolom is 35 à 45°.
- Lateroflexie of neiging van de gehele wervelkolom tussen het os sacrum en de schedel is dus 75 à 85°.

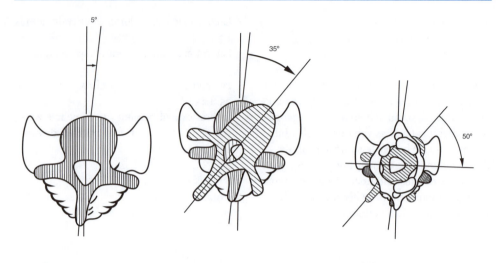

Figuur 1.57   Figuur 1.58   Figuur 1.59

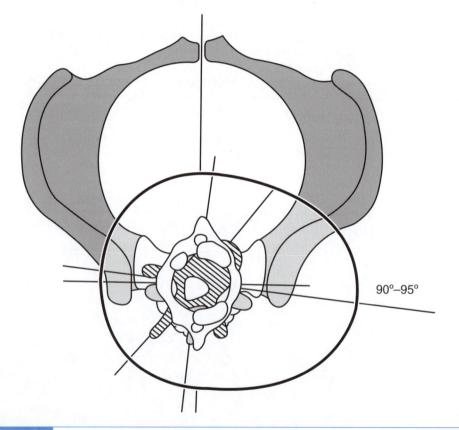

Figuur 1.60

1.20 BEWEGINGSUITSLAG VAN ROTATIE VAN DE GEHELE WERVELKOLOM

De bewegingsuitslag van rotatie is moeilijk te bepalen, aangezien het onmogelijk is röntgenfoto's in het transversale vlak te maken, en computertomografie in de asrichting (om organen te bestuderen) niet nauwkeurig genoeg is om de rotatie van de wervels te bepalen. De totale rotatie van de wervelkolom is eenvoudig te meten door het bekken te fixeren en de mate van rotatie van de schedel te meten. Twee Amerikaanse auteurs, Greggersen en Lucas, hebben de elementaire rotaties op zeer nauwkeurige wijze kunnen meten door middel van metalen plaatjes, die onder lokale verdoving op de processus spinosi vastgezet werden. Dit komt later, bij de thoracolumbale wervelkolom, terug.

De rotatie in de lumbale wervelkolom (figuur 1.57) is erg klein: 5°. De oorzaken van de beperking van de rotatiebeweging worden later besproken.

De rotatie in de thoracale wervelkolom (figuur 1.58) is wat groter: 35°. Ze wordt gunstig beïnvloed door de stand van de processus articulares.

De rotatie in de cervicale wervelkolom (figuur 1.59) is het grootst en kan 45 à 50° bereiken. In de tekening is ook te zien dat de atlas bijna 90° gedraaid is ten opzichte van het os sacrum.

De rotatie tussen het bekken en de schedel (figuur 1.60) kan dus 90° of iets meer zijn. Het atlanto-occipitale gewricht draagt enkele graden aan de rotatie bij, maar aangezien de rotatie van de thoracolumbale wervelkolom vaak kleiner is dan aangegeven, is de totale rotatie meestal maar 90°.

52 Bewegingsleer Deel III De romp en wervelkolom

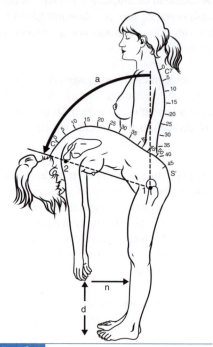

Figuur 1.61

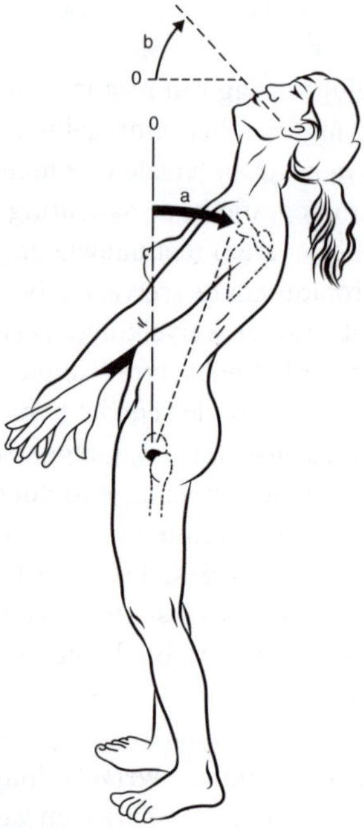

Figuur 1.62

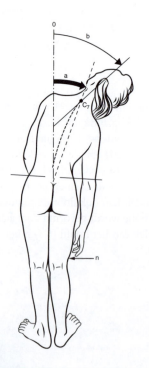

Figuur 1.63

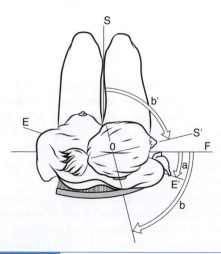

Figuur 1.64

1.21 KLINISCHE BEPALING VAN DE TOTALE BEWEGINGSUITSLAG VAN DE WERVELKOLOM

Nauwkeurige metingen van de totale bewegingsuitslag van de wervelkolom wat betreft flexie en extensie en lateroflexie kunnen slechts gedaan worden op röntgenfoto's van de hele wervelkolom. De totale uitslag van de bewegingen van de wervelkolom is echter klinisch te bepalen met behulp van 'testbewegingen'.

De flexie van de thoracolumbale wervelkolom kan op drie manieren bepaald worden (figuur 1.61).

- De hoek a meten tussen een verticale lijn en de lijn die de ventrocraniale rand van de trochanter major (1) en de angulus acromialis (2) verbindt. Bij deze hoek speelt tevens anteflexie van de heup een rol.
- De positie van de vingertoppen bepalen bij flexie van de romp met gestrekte knieën. Overigens is ook hierbij anteflexie van de heup betrokken. De positie kan bepaald worden door de afstand van de vingers tot aan de grond te meten (d), of beter: door de afstand van de vingers tot de onderste extremiteiten te meten (n), ter hoogte van de patella, halverwege het onderbeen of bij de tenen.
- Met een flexibele lineaal de afstand tussen de processus spinosus van C7 en die van S1 meten, zowel bij extensie als bij flexie. Op de tekening is deze afstand bij flexie 5 cm langer dan in rechtopstaande stand.

De extensie van de thoracolumbale wervelkolom (figuur 1.62) is te meten door de hoek a te bepalen tussen een verticale lijn en de lijn die de ventrocraniale rand van de trochanter major en de angulus acromialis verbindt. Deze maat houdt echter ook een zekere mate van retroflexie van de heup in.
Een iets nauwkeuriger methode is het meten van de totale extensiehoek b van de wervelkolom en hiervan de extensiehoek van alleen de cervicale wervelkolom af te trekken. Die laatste uitslag is te meten bij een verticale romp en een naar achteren gegooid hoofd.
Een goede test voor extensie en lenigheid van de wervelkolom is het maken van een 'bruggetje', maar die beweging kan zeker niet in alle gevallen gemaakt worden.

Om de lateroflexie van de thoracolumbale wervelkolom (figuur 1.63) te bepalen, wordt aan de achterzijde de hoek a gemeten tussen een verticale lijn en de lijn die het hoogste punt van de bilnaad en de processus spinosus van C7 verbindt.
Nog nauwkeuriger is het meten van de hoek b tussen een verticale lijn en de raaklijn aan de kromming van de wervelkolom ter hoogte van C7.
Een eenvoudiger en snellere methode voor de praktijk is het bepalen van de positie van de vingertoppen aan de kant van de lateroflexie (n): boven de knie, ter hoogte van de knie of eronder.

Om de rotatiebeweging van de wervelkolom goed te bepalen, moet de persoon van boven bekeken worden (figuur 1.64). De persoon dient op een stoel met een lage rugleuning te zitten om het bekken en de knieën te fixeren. Het referentievlak is het frontale vlak (F) dat door het hoogste punt (O) van de schedel gaat. De rotatie van de thoracolumbale wervelkolom wordt bepaald door hoek a tussen de lijn door de schouders EE' en het frontale vlak. De totale rotatie van de wervelkolom wordt gemeten door de rotatiehoek (b) tussen het vlak door de beide oren en het frontale vlak te bepalen. Dit kan ook door de rotatiehoek (b') te meten die wordt gevormd door het symmetrievlak van het hoofd (S') en het sagittale vlak (S).

2 De bekkengordel en de sacro-iliacale gewrichten

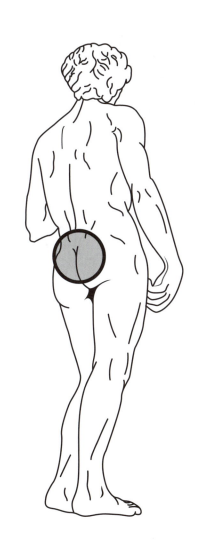

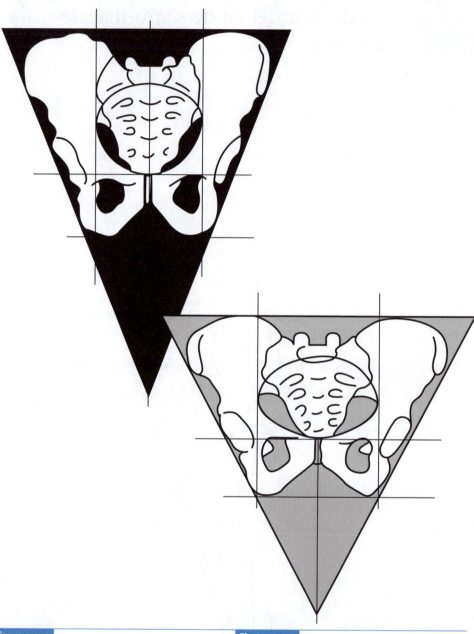

Figuur 2.1

Figuur 2.2

2.1 DE BEKKENGORDEL BIJ MAN EN VROUW

De bekkengordel vormt de basis van de romp. Hij ondersteunt de buik en brengt de verbinding tussen de onderste extremiteiten en de wervelkolom tot stand. Het is een gesloten osteo-articulaire ring, samengesteld uit drie beenstukken en drie gewrichten.

De drie beenstukken zijn:
- tweemaal het os ilium, rechts en links, symmetrisch gelegen;
- het os sacrum, enkelvoudig aanwezig en symmetrisch geplaatst, en gevormd door versmelting van de vijf sacrale wervels tot één beenstuk.

De drie gewrichten zijn weinig beweeglijk, het zijn:
- de twee sacro-iliacale gewrichten, de verbinding tussen het os sacrum en het os ilium rechts en links;
- de symphysis pubica die aan de voorzijde de twee ossa ilia met elkaar verbindt.

> Als geheel heeft het bekken de vorm van een trechter waarvan de brede basis naar voren is gericht. De bekkeningang vormt de scheiding tussen de gebieden van buik en bekken.

De bekkengordel toont geslachtsgebonden vormverschillen; het vrouwelijk bekken (figuur 2.2) is breder en staat meer naar boven open dan het mannelijk bekken (figuur 2.1). De driehoek die het bekken omvat heeft bij de vrouw dus een bredere basis dan bij de man. Verder is het vrouwelijk bekken minder hoog dan het mannelijk; de hoogte van het omvattende trapezium is bij de vrouw kleiner. Ten slotte is de bekkeningang (dikke doorgetrokken lijn) bij de vrouw groter en meer open dan bij de man.

Deze verschillen in de bouw van de bekkengordel hebben te maken met de zwangerschap en vooral de bevalling, omdat de foetus en in het bijzonder het relatief grote hoofd in eerste instantie boven de bekkeningang gelegen is en deze moet passeren om het bekken via de bekkenuitgang te kunnen verlaten. De gewrichten van de bekkengordel spelen dus niet alleen een rol bij de statiek van de romp, maar hebben ook betekenis bij de bevalling, zoals later besproken wordt bij de functie van het sacro-iliacale gewricht.

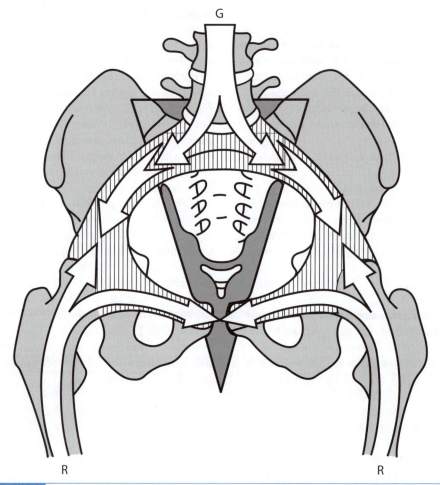

Figuur 2.3

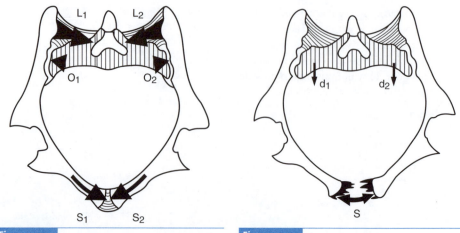

Figuur 2.4

Figuur 2.5

2.2 BOUW VAN DE BEKKENGORDEL

De bekkengordel als geheel brengt krachten over van de wervelkolom op de onderste extremiteiten en omgekeerd (figuur 2.3): het gewicht (G) dat aangrijpt op de vijfde lumbale wervel verdeelt zich gelijkelijk over de alae van het os sacrum en via de ossa ilia over de twee acetabuli links en rechts. Hier wordt een reactiekracht (R) van de grond op het lichaam uitgeoefend via de hals en de kop van het femur. Overigens komt een deel van deze reactiekracht via de ramus superior ossis pubis op de symphysis pubica. Alle krachtlijnen samen vormen een gesloten ring rond de bekkeningang. Er is een complex trabeculair systeem om deze krachten via de bekkenring verder te geleiden (zie deel II, figuur 1.46 en 1.47).

Het os sacrum is aan de bovenkant breder dan aan de onderkant en dit beenstuk kan beschouwd worden als een wig (donker gearceerde driehoek) die verticaal tussen de twee alae van de ossa ilia in gedreven is. Het os sacrum hangt met ligamenten aan deze twee beenstukken en wordt sterker ingeklemd naarmate de kracht die door het lichaamsgewicht uitgeoefend wordt, groter wordt; het gaat hier dus om een zelfremmend systeem. Ook in het transversale vlak is het sacrum tussen de twee ossa ilia ingeklemd. Iedere ala ossis ilii is te beschouwen als een hefboom (figuur 2.4) waarvan het steunpunt (O1 en O2) op het niveau van de sacro-iliacale gewrichten ligt. Aan de achterzijde wordt de last opgevangen door de sterke sacro-iliacale ligamenten (L1 en L2) en aan de voorkant wordt de kracht opgevangen door de symphysis pubica door de elkaar tegenwerkende krachten S1 en S2.

In geval van een ruptuur van de symphysis pubica (figuur 2.5), leidt de scheiding van de ossa pubica (S) tot het verder uiteenwijken van de beide alae ossis ilii. Daardoor wordt het os sacrum minder goed gefixeerd en kan het zich naar voren verplaatsen (d1 en d2).

Er bestaat dus een volstrekte onderlinge afhankelijkheid tussen de onderdelen van de bekkenring; elke onderbreking van de continuïteit, op welk punt dan ook, tast de integriteit van de bekkenring aan en heeft invloed op de stabiliteit.

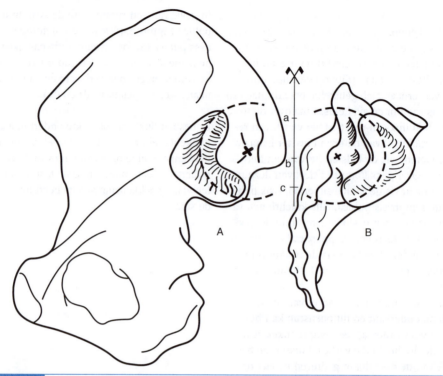

Figuur 2.6

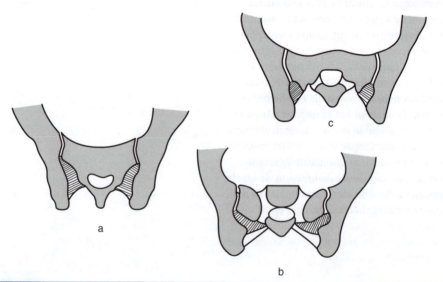

Figuur 2.7

2.3 DE GEWRICHTSVLAKKEN VAN HET SACRO-ILIACALE GEWRICHT

Als een sacro-iliacaal gewricht als een boek wordt opengeslagen (figuur 2.6) en de twee beenstukken om een verticale as (a, b, c) draaien, ontstaat er een goede indruk van de overeenkomst tussen de twee gewrichtsvlakken: de facies auricularis van het os ilium (A) en de facies auricularis van het os sacrum (B).

- De facies auricularis van het os ilium ligt op het dorsocraniale deel van de binnenzijde van het os ilium, juist achter de linea arcuata, die deel uitmaakt van de bekkeningang. Dit gewrichtsvlak heeft de vorm van een halve maan en is concaaf in dorsocraniale richting; het is bedekt met kraakbeen en is als geheel onregelmatig van oppervlak. Farabeuf heeft het vergeleken met een segment van een spoorrail: in de lengterichting van het gewrichtsvlak ligt een richel, begrensd door twee groeven. Globaal is de richel gebogen volgens een segment van een cirkel, waarbij het middelpunt van de cirkel ongeveer op de tuberositas iliaca (aangegeven met een kruisje) ligt, waar sterke sacro-iliacale ligamenten aanhechten.
- De facies auricularis van het os sacrum past precies op die van het os ilium en is qua vorm het negatief van het gewrichtsvlak op het os ilium. In de lengterichting is er een groeve begrensd door twee langgerekte richels die een cirkelboog beschrijven rondom een middelpunt dat gelegen is op de tuberositas sacralis ter hoogte van S1 (kruisje). Hier zijn sterke sacro-iliacale ligamenten aangehecht. Farabeuf heeft dit oppervlak vergeleken met een railsegment dat exact past op het oppervlak van de spoorrail op het os ilium.

Toch zijn deze gewrichtsvlakken niet zo regelmatig als beschreven. Op horizontale doorsneden (figuur 2.7) op de niveaus a, b, en c in figuur 2.6 is te zien dat alleen het middelste deel (b) en het bovenste deel (a) van de facies auricularis van het os sacrum een centrale groeve hebben. Het onderste deel (c) is centraal eerder convex. Hieruit volgt dat de gewrichtsspleet van het sacro-iliacale gewricht tamelijk moeilijk op de röntgenfoto te projecteren valt en dat afhankelijk van het gedeelte van de spleet dat in beeld gebracht moet worden, een invalsrichting schuin van lateraal naar mediaal of van mediaal naar lateraal gekozen moet worden.

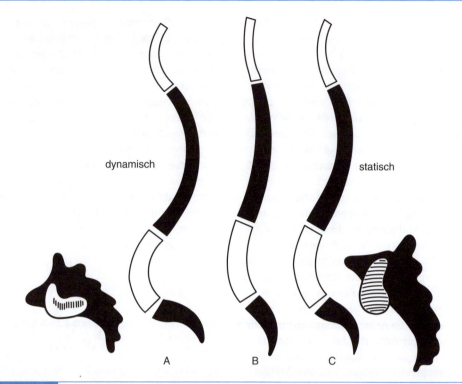

Figuur 2.8

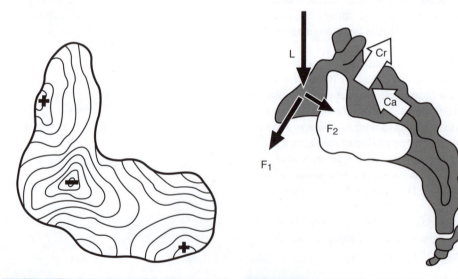

Figuur 2.9

Figuur 2.10

2.4 DE FACIES AURICULARIS VAN HET OS SACRUM

De facies auricularis van het os sacrum toont een groot aantal interindividuele verschillen. Delmas heeft laten zien dat er een relatie bestaat tussen het type wervelkolom en de vorm van het os sacrum en de facies auricularis ervan (figuur 2.8).

Als de krommingen van de wervelkolom versterkt zijn (A), het dynamisch type, staat het os sacrum vrij horizontaal en is de facies auricularis sterk gekromd en vrij concaaf. Hierdoor krijgt het gewricht een behoorlijke beweeglijkheid die doet denken aan die van een synoviaal gewricht. Het gaat hier om een verregaand ontwikkeld type, meer dan normaal aangepast aan de tweevoetige gang.

Zijn de krommingen van de wervelkolom daarentegen minder uitgesproken (B), het statische type, dan staat het os sacrum bijna verticaal en is de facies auricularis in verticale richting langer, minder gebogen en vrij vlak. Deze vorm is zeer verschillend van de door Farabeuf beschreven vorm en houdt in dat het gewricht weinig beweeglijk is, zoals bij een amfiartrose. Kinderen hebben vaak deze vorm, die doet denken aan de situatie bij primaten.

Delmas heeft aangetoond dat de evolutie van primaat tot mens geleid heeft tot een verlenging en vergroting van het caudale gedeelte van de facies auricularis en wel zodanig dat dit deel bij de mens groter geworden is dan het craniale deel. Bij de mens kan de hoek tussen deze twee delen 90° bedragen, terwijl bij primaten slechts een flauwe kromming aanwezig is.

Het oppervlak van de facies auricularis van het os sacrum is door Weisl bestudeerd met behulp van cartografische methoden (figuur 2.9). Daaruit is gebleken dat de facies auricularis op het os sacrum in het algemeen langer en smaller is dan op het os ilium en dat er altijd een centrale indeuking wordt gezien op de grens tussen de twee segmenten (aangegeven met een –), en twee verhevenheden aan de uiteinden van de segmenten (aangegeven met een +). Het gewrichtsvlak op het os ilium is hiervan het negatief, maar niet helemaal. Op de grens van de twee segmenten bevindt zich een verhevenheid die tuberculum van Bonnaire wordt genoemd.

Weisl heeft een eigen concept ontwikkeld met betrekking tot de ligging van de ligamenten rondom het sacro-iliacale gewricht in relatie tot de krachten die daarop inwerken. Hij verdeelt deze ligamenten in twee groepen (figuur 2.10).

- Er is een craniale groep (Cr), naar lateraal en dorsaal gericht, die tegengesteld is aan component F_1 van het lichaamsgewicht (L) dat aangrijpt op de bovenzijde van de eerste sacrale wervel. Deze ligamenten worden aangespannen bij verplaatsing van het promontorium naar voren.
- Er is een caudale groep (Ca), naar boven gericht, die tegengesteld is aan component F_2 die loodrecht staat op het vlak van de bovenzijde van de eerste sacrale wervel.

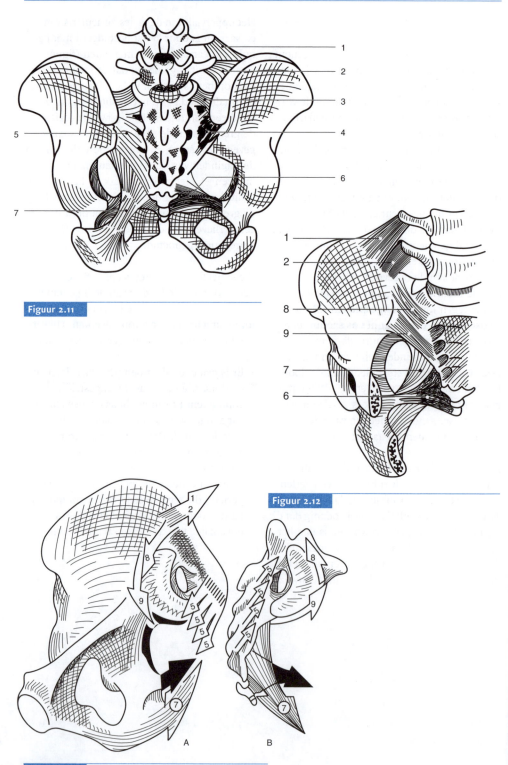

Figuur 2.11

Figuur 2.12

Figuur 2.13

2.5 DE LIGAMENTEN VAN HET SACRO-ILIACALE GEWRICHT

Op een achteraanzicht van het bekken (figuur 2.11) is een deel van de iliolumbale ligamenten te zien:
- het lig. iliolumbale superior (1), dat de crista iliaca verbindt met L4;
- het lig. iliolumbale inferior (2), dat insereert op L5.

Rechts in de tekening is de middelste laag van de sacro-iliacale ligamenten te zien. Van boven naar beneden:
- het ligament tussen de crista iliaca en de processus articularis superior van S1 (3);
- de sacroiliacale ligamenten (4) die, zoals beschreven door Farabeuf, divergeren vanaf het dorsale uiteinde van de crista iliaca en eindigen op crista sacralis lateralis (4). Dit ligament wordt in vier (segmentale) delen onderverdeeld, die elk aan een sacrale wervel insereren.

Links in de figuur zijn de oppervlakkige sacro-iliacale ligamenten afgebeeld (5). Deze ligamenten verbinden de achterrand van het os ilium met de crista sacralis intermedia.
Tussen het onderste deel van de laterale rand van het os sacrum en de incisura ischiadica major lopen twee belangrijke ligamenten.
- Het lig. sacrospinale (6), dat schuin naar craniaal, mediaal en dorsaal loopt van de spina ischiadica naar de laterale rand van het os sacrum en het os coccygis.
- Het lig. sacrotuberale (7), dat het lig. sacrospinale schuin aan de achterkant kruist. De insertie loopt aan de bovenkant van de achterrand van het os ilium tot de eerste twee coccygeale wervels. Van hieraf verlopen de vezels spiraalsgewijs schuin naar caudaal, ventraal en lateraal en hechten aan de onderkant aan het tuber ischiadicum en aan de mediale zijde van de ramus ossis ischii.

De incisura ischiadica major wordt door deze twee ligamenten in twee openingen verdeeld: het foramen ischiadicum majus, dat doorgang verleent aan de m. piriformis, en het foramen ischiadicum minus waardoor de m. obturatorius internus passeert.

Een vooraanzicht (figuur 2.12) toont de iliolumbale ligamenten (1 en 2), het lig. sacrospinale (6) en het lig. sacrotuberale (7) en verder de ligg. sacroiliaca ventralia, opgebouwd uit twee bundels (ook wel de bovenste en onderste spanteugels genoemd): een ventrocraniale bundel (8) en een ventrocaudale bundel (9).

In figuur 2.13 is het rechter sacro-iliacale gewricht met de ligamenten afgebeeld. Het gewricht is opengeklapt, zodat van het os ilium (A) de mediale zijde en van het os sacrum (B) de laterale zijde te zien is. Hieruit blijkt het getordeerde verloop van de ligamenten rondom het sacro-iliacale gewricht en de situaties waarin ze aangespannen en ontspannen zijn. De spanteugels (8 en 9) lopen vanaf het os ilium (A) schuine naar caudaal, ventraal en mediaal, en vanaf het os sacrum (B) schuin naar craniaal, ventraal en lateraal. Verder is de ligging van de middelste laag sacro-iliacale ligamenten (5), van de ligg. sacrospinale (6) en sacrotuberale (7) en de ligg. iliolumbalis superior (1) en inferior (2) te zien.

Het axiale ligament vormt de diepe laag van de sacro-iliacale ligamenten en hecht lateraal aan aan de tuberositas iliaca en mediaal aan de randen van de eerste twee foramina sacralia. Dit ligament wordt ook wel het lig. interosseum genoemd en stelt (volgens de klassieke opvatting) de as voor waaromheen de bewegingen van het os sacrum plaatsvinden; vandaar de naam.

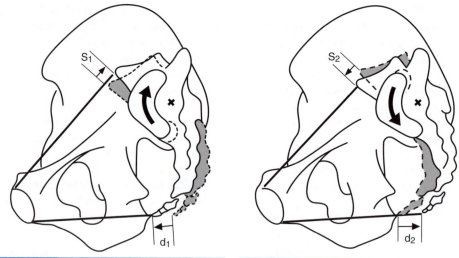

Figuur 2.14

Figuur 2.15

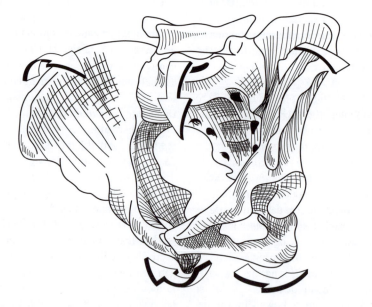

Figuur 2.16

2.6 KANTELING VAN HET OS SACRUM

Alvorens de bewegingen van het sacro-illiacale gewricht te bespreken, is het van belang erop te wijzen dat de bewegingsuitslagen gering zijn, interindividueel verschillen en afhangen van tal van omstandigheden. Dit verklaart de verschillen in opvatting in de literatuur omtrent de functie van dit gewricht en over de betekenis van de beweeglijkheid voor de bevalling. Deze bewegingen zijn voor het eerst beschreven in 1851 door Zaglas en in 1854 door Duncan.

Definitie en mechanisme volgens de klassieke opvatting

Bij een voorwaartse kanteling (figuur 2.14) draait het os sacrum om een as (kruisje in de tekening) die overeenkomt met het axiale ligament en wel in die zin dat het promontorium naar caudaal en ventraal gaat (S2) en de onderzijde van het os sacrum en het os coccygis naar dorsaal gaan (d2).
Hierdoor neemt de voor-achterwaartse diameter van de bekkeningang met S2 af en die van de bekkenuitgang met d2 toe.
Tegelijkertijd naderen de ala van beide ossa ilia elkaar en gaan de tubera ischiadica uit elkaar (figuur 2.16). De bewegingen worden beperkt (zie figuur 2.13) door de ligg. sacrospinale (6) en sacrotuberale (7) en door de bovenste (8) en onderste (9) bundels van de ligg. sacroiliaca ventralia.

Bij een achterwaartse kanteling (figuur 2.15) zijn de verplaatsingen precies omgekeerd: het os sacrum, draaiend om het axiale ligament, richt zich op; het promontorium gaat naar craniaal en naar dorsaal (S1) en de onderzijde van het os sacrum en het os coccygis gaan naar ventraal (d1).
Hierdoor wordt de voor-achterwaartse diameter van de bekkeningang groter (S1) en die van de bekkenuitgang wordt kleiner (d1).
De ala van de ossa ilia gaan verder uit elkaar en de tubera ischiadica naderen elkaar. Deze bewegingen worden beperkt (zie figuur 2.13) door de ligg. sacroiliaca, zowel de oppervlakkige (5) als de diepe (4).

De voor-achterwaartse diameter van de bekkeningang kan 3 mm veranderen (volgens Bonnaire, Pinard en Pinzani) tot 8 à 13 mm (volgens Walcher). De voor-achterwaartse diameter van de bekkenuitgang kan 15 mm veranderen (volgens Borcel en Fernström) tot 17,5 mm (volgens Thoms). Weisl heeft de veranderingen in de diameters van bekkeningang en -uitgang bevestigd.

Bewegingsleer Deel III De romp en wervelkolom

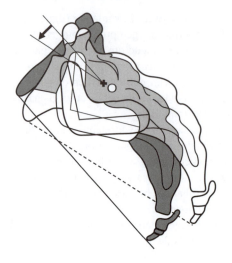

Figuur 2.17

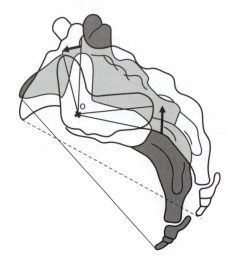

Figuur 2.18

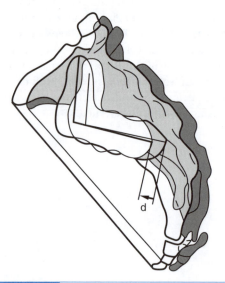

Figuur 2.19

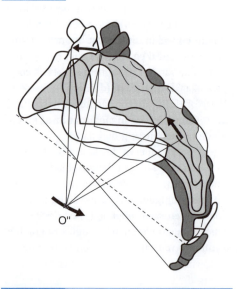

Figuur 2.20

2.7 VORMVERANDERING VAN HET BEKKEN DOOR DE KANTELING VAN HET OS SACRUM

De klassieke theorie van Farabeuf die in paragraaf 2.6 beschreven is, laat de kanteling van het os sacrum plaatsvinden om het lig. axiale (figuur 2.17). Het os sacrum draait om een punt achter de facies auricularis (O), waarbij het promontorium naar caudaal en ventraal gaat.

Volgens de theorie van Bonnaire vindt de beweging van het os sacrum (figuur 2.18) plaats om een as (O') die door het tuberculum van Bonnaire gaat. Dat is gelegen op de facies auricularis van het os sacrum, op de grens tussen het bovenste en onderste deel.

Het onderzoek van Weisl laat twee andere opvattingen zien.
- Volgens de ene theorie zou het os sacrum langs de as van het onderste deel van de facies auricularis glijden (figuur 2.19). Het zou hierbij dus gaan om een translatie over de afstand d, waarbij het promontorium en de onderzijde van het os sacrum zich evenwijdig verplaatsen.
- De andere hypothese is ook gebaseerd op het idee van de rotatie (figuur 2.20), maar dan wel om een as die caudaal en ventraal van het os sacrum gelegen is (O''), dus buiten de facies auricularis. De plaats van de as zou interindividueel variëren en ook bij één individu wisselen, afhankelijk van de beweging die wordt uitgevoerd.

Al deze verschillende opvattingen illustreren het probleem van de analyse van deze bewegingen met geringe uitslag en wijzen op de mogelijkheid van interindividuele verschillen.

Deze opmerkingen hebben toch betekenis, omdat de bewegingen in het sacro-iliacale gewricht betrokken zijn bij de fysiologie van de bevalling.

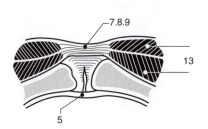

Figuur 2.21

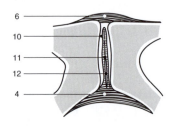

Figuur 2.23

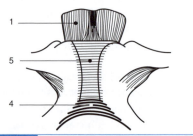

Figuur 2.24

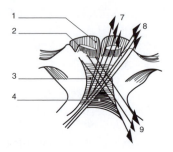

Figuur 2.25

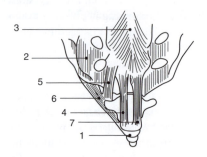

Figuur 2.26

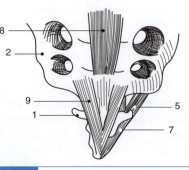

Figuur 2.27

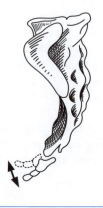

Figuur 2.28

2.8 DE SYMPHYSIS PUBICA EN DE JUNCTURA SACROCOCCYGEA

De symphysis pubica is een amfiartrose met zeer geringe beweeglijkheid, vrijwel nul. Aan het eind van de zwangerschap en bij de bevalling zorgt opname van het water in de weke delen voor wat meer beweeglijkheid en zijn de beide ossa pubis licht ten opzichte van elkaar te verschuiven. (Bij knaagdieren hebben deze bewegingen een grote amplitude.)

Op een horizontale doorsnede (figuur 2.21) is te zien dat het mediale uiteinde van elk os pubis bekleed is met kraakbeen en dat de beide beenstukken met elkaar verbonden zijn door vezelig kraakbeen, het lig. interosseum. Een mediaal aanzicht (figuur 2.22) toont het ovale gewrichtsvlak van het os pubis, met de lengteas schuin naar craniaal en ventraal. Hier ontspringt de m. rectus abdominis (1). Aan de voorkant is het gewricht afgesloten door het lig. anterius (3), dat vrij dik is en bestaat uit dwars en schuin verlopende vezels. Die zijn vooral goed zichtbaar op een vooraanzicht (figuur 2.23): dit zijn de uitbreidingen van de aponeuroses van de m. obliquus externus abdominis (8), de m. rectus abdominis (7) en de m. pyramidalis (2) en voorts de m. gracilis en de m. adductor longus (9); al deze vezels kruisen elkaar en vormen een dicht fibreus netwerk aan de voorzijde van de symphysis. Aan de achterkant (figuur 2.24) is het lig. posterius van de symphysis pubica te zien (5), een vezelige membraan die continu is met het periost.

Een frontale doorsnede (figuur 2.25) door de contactvlakken van de symphysis laat de opbouw ervan zien: hyalien kraakbeen op de botuiteinden (10), het vezelige kraakbeen (11) en de smalle spleet centraal (12). De bovenzijde van de symphysis wordt versterkt door het lig. superius (6), een dikke en sterke bundel vezels, en de onderzijde wordt versterkt door het lig. inferius (4) of lig. arcuatum. Dit laatste is continu met het lig. interosseum en vormt een boog met scherpe rand die de top van de arcus pubis afrondt.

De symphysis pubica is door deze stevige structuren een zeer sterke verbinding, die niet gemakkelijk te disloceren is. In de traumatologie komt dit zeer zelden voor en de aandoening is dan moeilijk te behandelen, hetgeen nogal opmerkelijk is voor een verbinding die normaal geen beweeglijkheid bezit.

Ook de junctura sacrococcygea tussen het os sacrum en het os coccygis is een amfiartrose. De gewrichtsvlakken zijn ellipsvormig, met de grootste afmeting in dwarse richting.
Een zijaanzicht (figuur 2.26) laat zien dat het sacrale gewrichtsoppervlak convex en het coccygeale concaaf is. Het gewricht wordt instandgehouden door een lig. interosseum, overeenkomend met een discus intervertebralis, en door rondom het gewricht lopende ligamenten die in drie groepen te rangschikken zijn: een voorste, een achterste en een laterale groep.
Een achteraanzicht (figuur 2.27) toont het os coccygis (1), dat bestaat uit een vergroeiing van drie à vier kleine beenstukken, het os sacrum (2) en vezelbundeltjes gelegen op de crista sacralis mediana (3), die zich voortzetten in de ligg. sacrococcygea dorsalia (4). Tevens zijn drie ligg. sacrococcygea lateralia (5, 6 en 7) te zien.
Een vooraanzicht (figuur 2.28) toont uitlopers van het lig. longitudinale anterius (8), die zich voortzetten in het lig. sacrococcygeum ventrale (9).
In de junctura sacrococcygea zijn flexie en extensie mogelijk (zie figuur 2.26). Deze bewegingen vinden passief plaats tijdens de defecatie en de bevalling. Zo kan het naar achteren kantelen van de punt van het os sacrum worden vergroot en verlengd door extensie van het os coccygis (verplaatsing naar caudaal en dorsaal). Hierdoor wordt de voor- achterwaartse diameter van de bekkenuitgang vergroot (passage van het hoofd tijdens de bevalling).

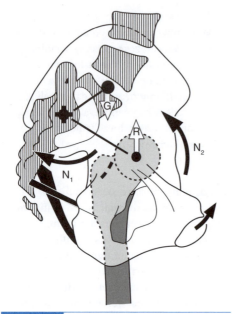

Figuur 2.29

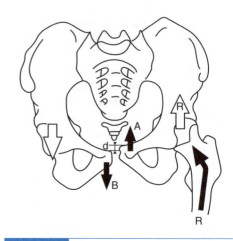

Figuur 2.30

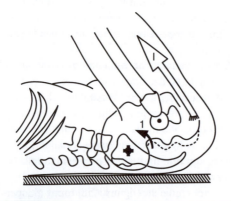

Figuur 2.31

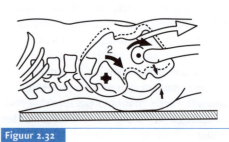

Figuur 2.32

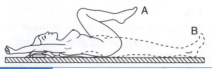

Figuur 2.33

2.9 INVLOED VAN DE HOUDING OP DE GEWRICHTEN VAN DE BEKKENGORDEL

In rechtopstaande houding worden de gewrichten van de bekkengordel belast door het lichaamsgewicht. De wijze waarop de krachten aangrijpen, kan het best vanaf de zijkant worden beschouwd, waarbij alle structuren doorzichtig worden gedacht (figuur 2.29). De wervelkolom, het os sacrum, het os ilium en het femur vormen een articulerend systeem, in de vorm van het heupgewricht en het sacro-iliacale gewricht. Het gewicht van de romp (pijl G) oefent een kracht uit op de bovenkant van de eerste sacrale wervel, waardoor het promontorium naar caudaal neigt en het os sacrum voorover kantelt (N1). Deze beweging wordt beperkt door de ligg. sacroiliaca ventralia en vooral door het lig. sacrospinale en het lig. sacrotuberale, die verhinderen dat het tuber ischiadicum en het os sacrum zich van elkaar verwijderen. Tegelijkertijd vormt de grondreactiekracht (pijl R) via het femur en het heupgewricht een rotatiekoppel met het lichaamsgewicht. Dit koppel laat het os ilium achterover kantelen (pijl N2). De achteroverkanteling van het bekken versterkt de vooroverkanteling in het sacro-iliacale gewricht. Deze bewegingsanalyse zou eigenlijk in termen van bewegingsbeperking gesteld moeten worden, omdat de bewegingen vrijwel nihil zijn en het meer gaat om neigingen dan om bewegingen, als gevolg van de remming door de sterke ligamentsystemen.

Bij het staan op één been (figuur 2.30) en tijdens de standfase bij het lopen wordt de homolaterale heup omhoog gebracht door de grondreactiekracht (pijl R) in het standbeen en neigt de heterolaterale heup naar beneden door het gewicht van het zwaaibeen. Dit leidt tot een schuifkracht ter hoogte van de symphysis pubica, waardoor het os pubis aan de kant van het standbeen naar craniaal neigt (A) en aan de kant van het zwaaibeen naar caudaal (B). Normaal gesproken sluit de symphysis pubica elke beweging uit. In gevallen van een dislocatie kan bij het lopen echter een hoogteverschil (d) worden vastgesteld.
De sacro-iliacale gewrichten worden bij het lopen op dezelfde wijze gemobiliseerd, zij het in tegengestelde richting. De bewegingsbeperking komt voor rekening van de sterke ligamenten rondom het gewricht. Bij een dislocatie van een van de sacro-iliacale gewrichten treden er bewegingen op tijdens het lopen, en ook pijn.

In ruglig worden de sacro-iliacale gewrichten op een verschillende wijze belast (figuur 2.31), afhankelijk van het feit of de heupen gebogen (A) of gestrekt (B) zijn.
Bij gestrekte heupen (figuur 2.32) veroorzaakt contractie van de anteflectoren (witte pijl) een voorwaartse bekkenkanteling (pijl 2), terwijl tegelijkertijd de punt van het os sacrum naar voren wordt geduwd. Dit verkleint de afstand tussen de punt van het os sacrum en het tuber ischiadicum en leidt bovendien tot een achterwaartse kanteling in het sacro-iliacale gewricht. In deze stand is de bekkeningang groter, hetgeen van pas komt in de beginfase van de bevalling omdat dit de indaling van het hoofd in het bekken mogelijk maakt.
Bij gebogen heupen (figuur 2.33) veroorzaakt spanning van de ischiocrurale spiergroep (pijl I) achteroverkanteling van het bekken (pijl 1) ten opzichte van het os sacrum. Hierdoor wordt de de diameter van de bekkeningang kleiner en die van de bekkenuitgang groter. Deze houding, die wordt aangenomen tijdens de uitdrijvingsfase van de bevalling, bevordert de passage van het hoofd door de bekkenuitgang.
Bij de verandering van de gestrekte stand naar gebogen heupen verplaatst het promontorium zich gemiddeld over een afstand van 5,6 mm. De afmetingen van het bekken veranderen dus door de positieveranderingen van de benen, waardoor de passage van het hoofd van het kind tijdens de bevalling aanmerkelijk wordt vergemakkelijkt.

3 De lumbale wervelkolom

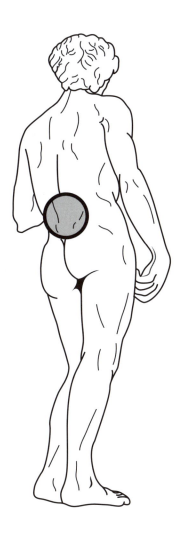

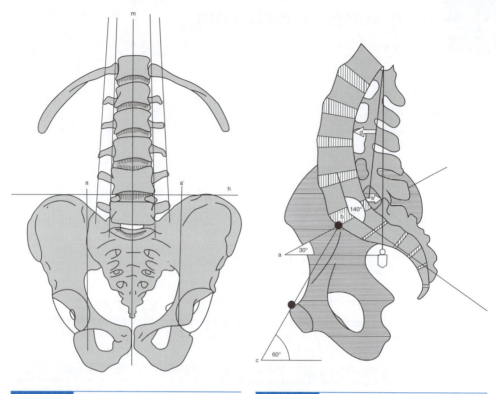

Figuur 3.1

Figuur 3.2

3.1 DE LUMBALE WERVELKOLOM ALS GEHEEL

Op een voor-achterwaartse röntgenfoto (figuur 3.1) loopt de lumbale wervelkolom recht en ligt hij symmetrisch ten opzichte van de mediaanlijn (m). De breedte van de corpora vertebrae en van de processus transversi neemt in craniale richting af. De horizontale lijn (h), die de twee hoogste punten van de crista iliaca verbindt, ligt tussen L4 en L5. De verticale lijnen (a en a') langs de laterale begrenzingen van het os sacrum snijden het diepste punt van het acetabulum.

Op een laterale röntgenfoto (figuur 3.2) is de zo karakteristieke lumbale lordose waar te nemen en verder de kenmerkende vormeigenschappen zoals beschreven door De Seze.

- De hoek van het os sacrum (a) wordt gevormd door het vlak van de bovenste sluitplaat van de eerste sacrale wervel en de horizontaal. Deze hoek bedraagt gemiddeld 30°.
- De lumbosacrale hoek (b) is de hoek tussen de verticale as door de vijfde lumbale wervel en de verticale as door het os sacrum. Deze hoek heeft een gemiddelde grootte van 140°.
- De inclinatiehoek van het bekken (c) is de hoek die de horizontaal maakt met een lijn tussen het promontorium en de bovenrand van de symphysis pubica. Die is gemiddelde 60°.
- De lumbale index (d) kan worden bepaald door de dorsocraniale rand van de eerste lumbale wervel te verbinden met de dorsocaudale rand van de vijfde lumbale wervel. Deze lijn stelt de koorde van de lumbale lordose voor. De pijl geeft het maximum van de kromming aan, in het algemeen gelegen ter hoogte van de derde lumbale wervel. Deze index is groter bij een sterkere lordose en kan bij een vlakke wervelkolom soms nul zijn. In een enkel geval wordt zelfs een negatieve index gevonden, doch dit komt slechts zelden voor.
- De kanteling naar achteren (k) wordt bepaald door de afstand tussen de dorsocaudale rand van de vijfde lumbale wervel en de verticaal vanaf de dorsocraniale rand van de eerste lumbale wervel. Deze afstand is nul indien de verticale samenvalt met de koorde van de lumbale lordose. Hij is positief indien de lumbale wervelkolom naar achteren gekanteld is, en negatief indien de lumbale wervelkolom naar voren wordt gebogen.

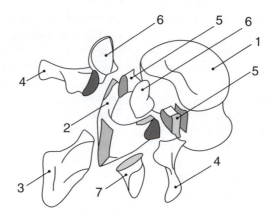

Figuur 3.3

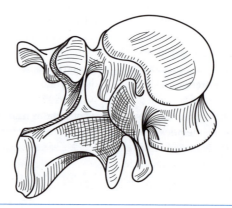

Figuur 3.4

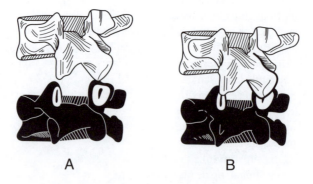

Figuur 3.5

3.2 BOUW VAN DE LUMBALE WERVELS

Figuur 3.3 laat een lumbale wervel schuin van achteren zien. Hieraan zijn de volgende samenstellende elementen te onderscheiden (figuur 3.4).

- Het corpus vertebrae (1), niervormig, waarvan de doorsnede in dwarse richting groter is dan in voor-achterwaartse richting. De breedte is ook groter dan de hoogte en het oppervlak is uitgehold zodat de vorm op een diabolo lijkt, met uitzondering van de achterzijde, waar het oppervlak vrijwel vlak is.
- De twee laminae (2) zijn vrij hoog, lopen naar achteren en mediaal, maar het vlak waarin ze liggen is schuin naar beneden en naar lateraal gericht.
- De beide laminae van de arcus vertebrae verenigen zich tot het dorsale uitsteeksel, de processus spinosus (3). Die is zeer massief, rechthoekig, recht naar achteren gericht en aan de top verdikt.
- De processus costarii (4), die ten onrechte wel processus transversi genoemd worden (maar het zijn ribrudimenten), zijn ter hoogte van de gewrichtsvlakken aangehecht en wijzen in dorsolaterale richting. Daar waar deze uitsteeksels vastzitten, bevindt zich aan de dorsale zijde de processus accessorius, die volgens sommigen te vergelijken is met de processus transversus van de thoracale wervel.
- De pediculus (5), de korte verbinding tussen de arcus vertebrae en het corpus vertebrae, zit vast op de craniolaterale hoek van de dorsale kant van het corpus vertebrae. De pediculus vormt de boven- en ondergrens van het foramen intervertebrale; erachter bevinden zich de processus articulares.
- De processus articularis superior (6) zit vast op de bovenkant van de lamina, op de plaats waar deze overgaat in de pediculus. De processus is schuin naar achteren en naar lateraal gericht en heeft een gewrichtsvlak, bedekt met kraakbeen, waarvan het vlak naar achteren en mediaal gericht is.
- De processus articularis inferior (7) zit vast op de onderkant van de arcus vertebrae, vlak bij de plaats waar de lamina en de processus spinosus samenkomen. De processus is naar beneden en naar lateraal gericht en heeft een met kraakbeen bekleed gewrichtsvlak dat naar voren en lateraal gericht is.
- Tussen de achterzijde van het corpus vertebrae en de arcus vertebrae ligt de canalis vertebralis, in doorsnede een driehoek die vrijwel gelijkzijdig is.

> Sommige lumbale wervels vertonen bepaalde bijzonderheden. Zo is de processus costarius van de eerste lumbale wervel minder ontwikkeld dan die van de overige lumbale wervels. De vijfde lumbale wervel heeft een corpus vertebrae dat aan de voorkant hoger is dan aan de achterkant, zodat deze van opzij gezien wigvormig is, of, beter gezegd: de vorm van een trapezium heeft met de voorzijde als basis. De processus articulares van de vijfde lumbale wervels zijn verder van elkaar af gelegen dan bij de overige lumbale wervels het geval is.

Als twee lumbale wervels in verticale richting van elkaar gehaald worden (figuur 3.5A), is te zien hoe de processus articulares inferiores van een bovengelegen wervel, mediaal en dorsaal liggen ten opzichte van de processus articulares superiores van de eronder gelegen wervel (figuur 3.5B). Zo stabiliseert elke lumbale wervel de wervel die erboven is gelegen in laterale richting, dankzij de processus articulares.

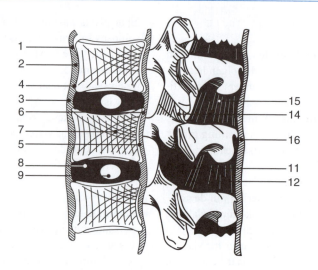

Figuur 3.6

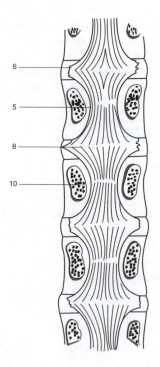

Figuur 3.7

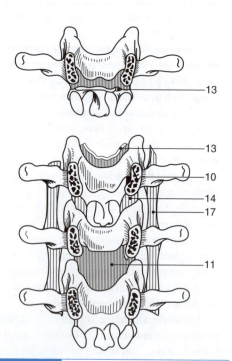

Figuur 3.8

3.3 DE LIGAMENTEN VAN DE LUMBALE WERVELKOLOM

Het ligamentsysteem van de lumbale wervelkolom kan worden bestudeerd aan de hand van een sagittale doorsnede waarbij de laminae aan de linkerzijde zijn verwijderd (figuur 3.6), en aan de hand van een frontale doorsnede ter hoogte van de pediculi. In figuur 3.7 is de voorste helft met de corpora vertebrae te zien van dorsaal en in figuur 3.8 de achterste helft met de arcus vertebrae van ventraal. De doorsneden van de pediculi komen op beide tekeningen met elkaar overeen.

Op de sagittale doorsnede zijn twee ligamentsystemen te onderscheiden:
- ten eerste liggen langs de gehele wervelkolom de ligg. longitudinalia anterius (1) en posterius (5);
- ten tweede is er een systeem van segmentale ligamenten tussen de arcus vertebrae.

Het lig. longitudinale anterius (1) is een dikke, stevige band die zich uitstrekt van de basis van het os occipitale tot aan het os sacrum, gelegen op de voorzijde van de corpora vertebrae (2). Dit ligament bevat lange vezels die van het begin tot het einde van het ligament lopen, maar ook korte boogvormige vezels die van wervel naar wervel lopen. In feite is het ligament vastgehecht op de discus intervertebralis (3). Ter hoogte van de ventrocraniale en de ventrocaudale rand van elk corpus vertebrae bevindt zich een kleine vrije ruimte (4) waar zich in geval van artrose osteofyten vormen. Ook het lig. longitudinale posterius (5) is een band die zich uitstrekt van de schedelbasis tot aan de canalis sacralis. Dit ligament loopt niet verticaal, maar ter hoogte van de achterzijde van de discus intervertebralis zijn er vezels (6) die ver naar lateraal afbuigen (zie figuur 3.7). Aan de achterzijde van het corpus vertebrae hechten geen vezels aan; hier bevindt zich een ruimte die wordt doorlopen door een veneuze plexus (7). Het ligament omvat telkens als een half knoopsgat een der pediculi (10).

De arcus vertebrae zijn onderling door ligamenten verbonden: elke lamina is met een volgende lamina verbonden door een dik, zeer stevig, geel gekleurd lig. flavum (11 en 12). Het ligament loopt tussen de boven- en onderrand van opvolgende arcus vertebrae. De gedeelten links en rechts reiken tot aan de mediaanlijn en sluiten aan de achterkant de canalis vertebralis af. Lateraal en ventraal bedekken ze de gewrichtskapsels en de capsulaire ligamenten (14) van de intervertebrale gewrichten.

Tussen de processus spinosi onderling loopt het lig. interspinale (15). Dit ligament zet zich naar dorsaal voort in het lig. supraspinale (16), dat aan de toppen van de processus spinosi vastzit. In het lumbale gebied is dit ligament wat moeilijk te definiëren, omdat het daar verweven is met de vezels van de op dezelfde plaats insererende lumbale paravertebrale spieren.

Tussen de processus accessorii van de processus transversi zit aan weerszijden van de wervels een lig. intertransversarium (17), die in het lumbale gebied goed ontwikkeld is.

In figuur 3.8 is de bovenste wervel opgelicht door het lig. flavum (13) door te snijden. Tussen de tweede en derde wervel is het ligament zelfs geheel weggenomen om de kapsels en het ligamentsysteem van de intervertebrale gewrichten (14) en de processus te kunnen tonen.

> Het samenstel van deze ligamentsystemen vormt een uitermate stevige verbinding, niet slechts voor twee elkaar opvolgende wervels, maar voor de wervelkolom als geheel.

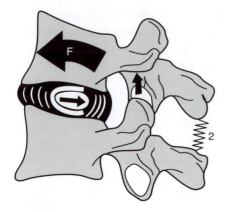

Figuur 3.9

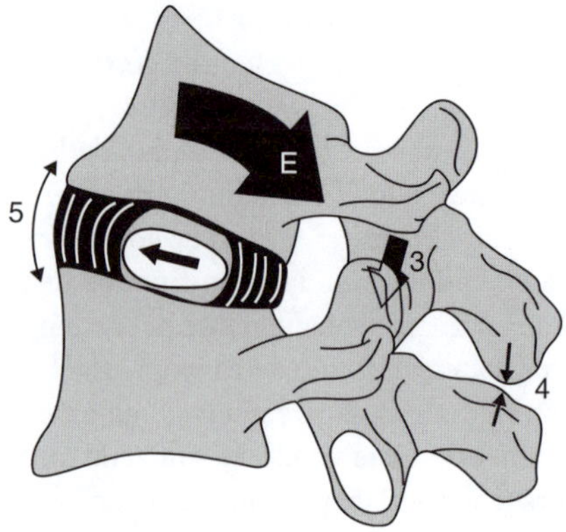

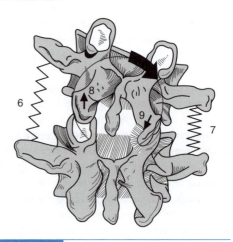

Figuur 3.10

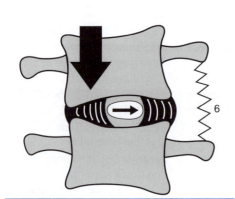

Figuur 3.11

Figuur 3.12

3.4 FLEXIE-EXTENSIE EN LATEROFLEXIE VAN DE LUMBALE WERVELKOLOM

Bij flexie (figuur 3.9) kantelt het bovengelegen wervellichaam en glijdt het licht naar ventraal in de richting van pijl F. Aan de voorzijde neemt de hoogte van de discus intervertebralis hierdoor af, aan de achterzijde neemt hij toe. De discus krijgt hierdoor een wigvorm met de achterkant als basis. De nucleus pulposus wordt naar achteren gedrukt, zodat de druk op de achterste vezels van de anulus fibrosus groter wordt. Tegelijkertijd verschuiven de processus articulares inferiores van de bovengelegen wervel naar craniaal en hebben de neiging van de gewrichtsvlakken van de eronder gelegen wervel los te komen (pijl 1). Hierbij komen het kapsel en de ligamenten van het intervertebrale gewricht maximaal op spanning. Hetzelfde geldt voor alle ligamenten die vastzitten aan de arcus vertebrae: lig. flavum, lig. interspinale (2), lig. supraspinale en lig. longitudinale posterius. Deze spanning vormt uiteindelijk de beperking van de flexie.

Bij extensie (figuur 3.10) kantelt de bovengelegen wervel naar achteren en beweegt het in de richting van pijl E. De discus wordt lager aan de achterkant en hoger aan de voorkant; hij wordt wigvormig met de voorkant als basis. De nucleus pulposus wordt naar voren geduwd, zodat de spanning van de voorste vezels van de anulus fibrosus toeneemt. Hierbij komt ook het lig. longitudinale anterius (5) onder spanning te staan, terwijl het lig. longitudinale posterius ontspant. Verder komen de processus articulares inferiores van de bovengelegen wervel dieper tussen de processus articulares superiores van de ondergelegen wervel te liggen (3), terwijl de processus spinosi elkaar gaan raken (4). De extensie wordt beperkt door dit botcontact en door de spanning op het lig. longitudinale anterius.

Bij lateroflexie (figuur 3.11) kantelt de bovenliggende wervel in de richting van de lateroflexie. De discus intervertebralis wordt wederom wigvormig, met als basis de convexe zijde. De nucleus pulposus verplaatst zich naar die kant. Het lig. intertransversarium komt aan de convexe zijde op spanning (6) en ontspant aan de concave zijde (7). Op een achteraanzicht (figuur 3.12) is te zien dat de intervertebrale gewichtsvlakken ten opzichte van elkaar verschuiven: aan de convexe zijde gaat het vlak van de bovenliggende wervel omhoog (8) en aan de concave kant omlaag (9). Tot slot raken het lig. flavum en het kapsel ontspannen aan de concave zijde en komen ze op spanning aan de convexe zijde.

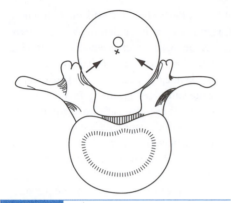

Figuur 3.13

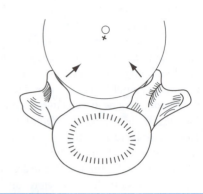

Figuur 3.14

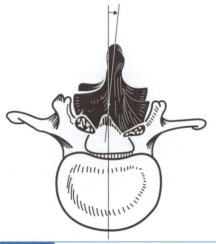

Figuur 3.15

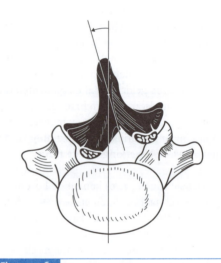

Figuur 3.16

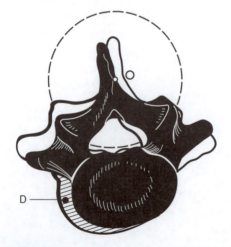

Figuur 3.17

3.5 ROTATIE IN DE LUMBALE WERVELKOLOM

De bovenste gewrichtsvlakken van de lumbale wervels zijn naar dorsaal en mediaal gericht (figuur 3.13 en 3.14). Ze zijn niet vlak, maar concaaf in dwarse richting en recht in verticale richting. Geometrisch zijn ze te beschouwen als delen van het oppervlak van een cilinder met middelpunt O, dat gelegen is achter de gewrichtsvlakken ter hoogte van de basis van de processus spinosus (zie figuur 3.17). Ter hoogte van de bovenste lumbale wervels (figuur 3.13) ligt het middelpunt van de cilinder vlak achter de verbindingslijn tussen de achterranden van de gewrichtsvlakken; bij de laagste lumbale wervels (figuur 3.14) heeft de cilinder een veel grotere doorsnede, waardoor het middelpunt veel verder naar achteren ligt. Belangrijk is dat het middelpunt van de cilinder niet samenvalt met het middelpunt van de sluitplaten van de wervel. Als nu een bovengelegen wervel draait ten opzichte van de daaronder gelegen wervel (figuur 3.15 en 3.16), verloopt deze rotatie om het bewegingscentrum, waarbij een onderlinge verschuiving van de opvolgende wervels optreedt (figuur 3.17). De discus intervertebralis (D) is derhalve niet onderhevig aan een rotatie, wat een grote bewegingsuitslag mogelijk zou maken, maar aan schuifkrachten. Dit verklaart waarom de rotatie op lumbaal niveau slechts gering is, zowel tussen elk wervelpaar als in de gehele lumbale wervelkolom.

Volgens Grégersen en Lucas (zie figuur 3.71) is de totale rotatie naar links en naar rechts tussen L1 en S1 10°. Aangenomen dat de rotatiemogelijkheid overal gelijk is, betekent dit dat elk niveau hieraan 2° bijdraagt (1° voor unilaterale rotatie).

> Samenvattend is te stellen dat de lumbale wervelkolom in het geheel niet gebouwd is voor rotatie; deze beweging wordt in hoge mate beperkt door de stand van de gewrichtsvlakken.

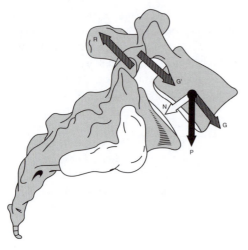

Figuur 3.18

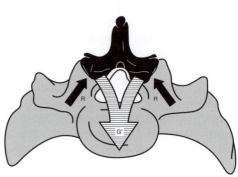

Figuur 3.19

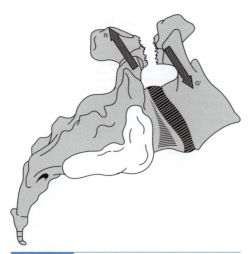

Figuur 3.20

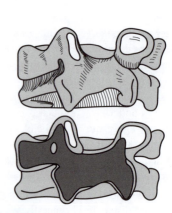

Figuur 3.21

3.6 DE LUMBOSACRALE OVERGANG EN SPONDYLOLISTHESIS

De lumbosacrale overgang vormt een zwak punt in de wervelkolom. Vanwege de helling van het bovenvlak van het os sacrum heeft de vijfde lumbale wervel de neiging naar ventraal en caudaal te glijden (figuur 3.18). Het gewicht P kan worden ontbonden in twee componenten: een kracht N loodrecht op het bovenvlak van het os sacrum en een kracht G evenwijdig aan dit vlak, die het corpus vertebrae van L5 naar voren trekt. Dit afglijden wordt verhinderd door de stevige verankering van de arcus vertebrae van L5. Op een bovenaanzicht (figuur 3.19) is te zien dat de processus articulares inferiores van L5 precies passen in de processus articulares superiores van S1 en dat de kracht G' deze processus nog vaster op elkaar drukt.

Deze krachten worden doorgeleid tot een punt ter hoogte van de isthmus vertebralis (figuur 3.20); dat is het gedeelte van de arcus vertebrae dat ligt tussen de processus articulares superiores en inferiores. Als deze isthmus gebroken of verwoest is, zoals in figuur 3.20, wordt gesproken van een spondylolyse. De arcus vertebrae wordt niet meer tegengehouden door de processus articulares superiores van het os sacrum en het corpus vertebrae van L5 glijdt naar ventraal en caudaal. Dit wordt een spondylolisthesis genoemd. In dat geval wordt L5 alleen nog op het os sacrum gefixeerd door de discus lumbosacralis, waarvan de schuine vezels op spanning komen, en de paravertebrale spieren. De constante contractietoestand van de paravertebrale spieren zorgt voor de pijnklachten bij een spondylolisthesis. De omvang van de verschuiving kan worden gemeten door de afstand tussen de ventrocaudale rand van L5 en de ventrocraniale rand van S1 te bepalen.

Bij een schuin van achteren genomen röntgenfoto (figuur 3.21) is het klassieke beeld te zien van het 'kleine hondje' waarvan de snuit gevormd wordt door de processus transversus, het oog door de pediculus (gezien met het einde naar voren), het oor door de processus articularis superior, de voorpoot door de processus articularis inferior, de staart door de lamina en de processus articularis superior van de andere zijde, de achterpoot door de processus articularis inferior van de andere zijde en het lijf door de homolaterale lamina.

Een belangrijk punt is dat de hals precies de isthmus vertebralis voorstelt. Is de isthmus gebroken, dan is de hond onthoofd. Dit maakt het mogelijk de spondylolyse vast te stellen en vervolgens de verschuiving van L5 op te sporen op de laterale röntgenfoto.

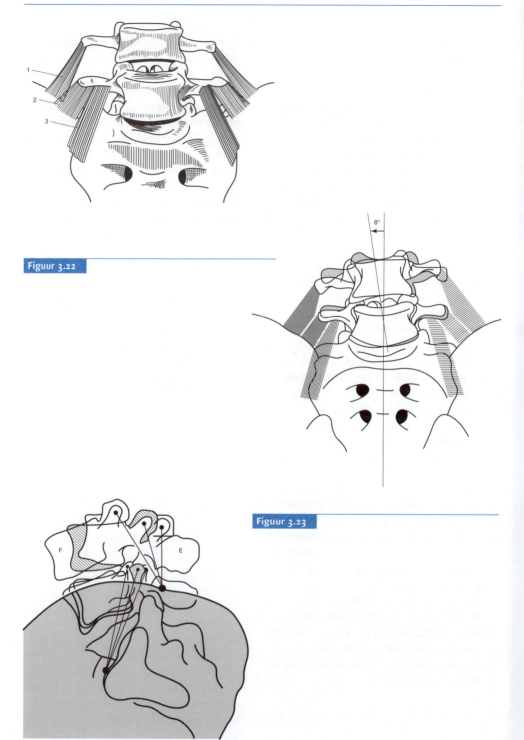

Figuur 3.22

Figuur 3.23

Figuur 3.24

3.7 DE ILIOLUMBALE LIGAMENTEN EN DE BEWEGINGEN IN DE LUMBOSACRALE OVERGANG

De twee onderste lumbale wervels zijn direct verbonden met het os ilium door de iliolumbale ligamenten (figuur 3.22, vooraanzicht). Er zijn twee bundels.
- De bovenste bundel (1) ontspringt op het uiteinde van de processus costarius van L4. Deze bundel loopt naar caudaal, lateraal en dorsaal en hecht aan op de crista iliaca.
- De onderste bundel ontspringt op de top en de onderrand van de processus costarius van L5. Hij loopt naar caudaal en lateraal en insereert op de crista iliaca, ventraal en mediaal van de eerste bundel. Soms zijn hierbij twee min of meer aparte bundels te onderscheiden:
  - een pure iliacale bundel (2);
  - een sacrale bundel (3), die meer verticaal en iets naar ventraal loopt en eindigt op de ventrale zijde van het sacro-iliacale gewricht en op de laterale zijde van de ala ossis sacri.

Deze ligamenten komen op spanning of ontspannen, al naar gelang de beweging in de lumbosacrale overgang; zo bepalen zij de bewegingsuitslag.
Bij lateroflexie (figuur 3.23, vooraanzicht) komen de ligamenten aan de convexe zijde op spanning en beperken zo de kanteling van L4 ten opzichte van het os sacrum tot 8°. Het is duidelijk dat de ligamenten aan de concave zijde ontspannen zijn.
De situatie bij flexie en extensie is getekend in figuur 3.24 (lateraal aanzicht, met een doorzichtig os ilium en de neutrale stand van de wervel gearceerd). Bij flexie (F) komt de bovenste bundel van het iliolumbale ligament op spanning, wat uit de richting van de vezels kan worden afgeleid (schuin naar caudaal, lateraal en dorsaal). Bij extensie (E) ontspant dit ligament.
Omgekeerd raakt bij flexie de onderste bundel van het iliolumbale ligament ontspannen en komt dit op spanning bij extensie (E) door het verloop van de bundel (licht naar ventraal).

> Als geheel is de beweeglijkheid van het lumbosacrale gewricht zeer beperkt als gevolg van de stevigheid van deze iliolumbale ligamenten. Ze beperken de lateroflexie overigens sterker dan de flexie-extensie.

90 Bewegingsleer Deel III De romp en wervelkolom

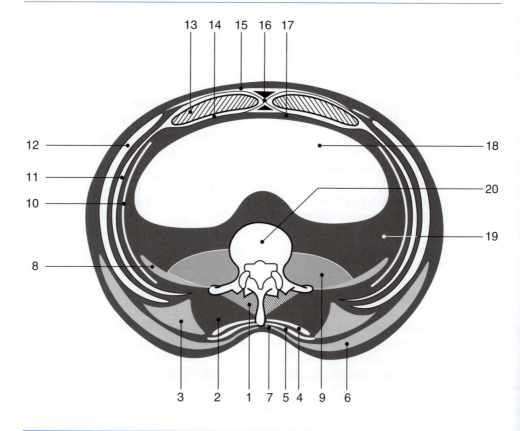

Figuur 3.25

3.8 DE SPIEREN VAN DE ROMP IN EEN HORIZONTALE DOORSNEDE

Op een horizontale doorsnede ter hoogte van de derde lumbale wervel (figuur 3.25) zijn de rompspieren in drie groepen te rangschikken: de dorsale spieren, de diepe laterale spieren en de spieren van de buikwand.

De dorsale spieren zijn in drie lagen te verdelen.
- In de diepte vult de m. transversospinalis (1) de groeve, gevormd door de sagittaal staande processus spinosus en de frontaal staande processus transversus. Deze wordt bedekt en aan de laterale kant bedekt door de m. longissimus (2). Lateraal daarvan ligt de m. iliocostalis (3), een grote spier. Ten slotte lopen de mm. interspinales (4) van processus spinosus tot processus spinosus, achter m. transversospinalis en m. longissimus. Samen vormen deze spieren een dikke massa die ter weerszijden van de processus spinosus de groeve tussen deze en de processus transversus opvult; ze worden ook wel de paravertebrale spieren genoemd.
- De middelste laag wordt gevormd door de m. serratus posterior inferior (5).
- De oppervlakkige laag bevat in het lumbale gebied slechts één spier, de m. latissimus dorsi (6), die ontspringt aan de zeer dikke fascia thoracolumbalis (7), die zijn oorsprong vindt aan processus spinosi. Het spierlichaam vormt een dikke laag die het hele dorsolaterale deel van het lumbale gebied bedekt.

De diepe laterale spieren zijn:
- de m. quadratus lumborum (8), een spierlaag uitgespannen tussen de 12e rib, de crista iliaca en de toppen van de processus transversi;
- de m. psoas (9), gelegen in de groeve tussen de laterale zijden van de corpora vertebrae en de processus transversi.

De spieren van de buikwand zijn te verdelen in twee groepen:
- de mm. recti abdominis (13), ventraal gelegen, aan weerszijden van de mediaanlijn;
- de laterale buikspieren die de ventrolaterale wand van de buik vormen; van diep naar oppervlakkig: de m. transversus abdominis (10), de m. obliquus internus abdominis (11) en de m. obliquus externus abdominis (12).

Op de mediaanlijn vormen de peesplaten van de drie laatstgenoemde spieren de beide rectusscheden en de linea alba. De peesplaat van de m. obliquus internus abdominis splitst zich lateraal van de m. rectus abdominis in twee bladen, een oppervlakkig (14) en een diep (15), die de m. rectus abdominis omhullen. In de mediaanlijn vervlechten de vezels van de aponeurose links en rechts zich met elkaar en vormen een zeer stevige raphe: de linea alba (16). Het achterblad van de rectusschede wordt versterkt door het peesblad van de m. transversus abdominis, het voorblad door dat van de m. obliquus externus abdominis. Dit geldt overigens slechts voor het bovenste deel van de rectusschede. Verderop komt aan de orde hoe deze situatie er in het onderste deel precies uitziet.

De diepe laterale spieren en de buikspieren begrenzen de buikholte, waarin zich de wervelkolom (20) en de grote, prevertebraal gelegen vaten (aorta en v. cava inferior) instulpen. De eigenlijke buikholte (18) is bekleed door het peritoneum, dat de binnenzijde van de spierwand bedekt.
Tussen het peritoneum en de diepe laterale spieren liggen de retroperitoneale organen, de nieren, ingebed in het retroperitoneale vetweefsel (19). Tussen het pariëtale peritoneum en de buikwand in ligt een dun laagje bindweefsel: de fascia transversalis (17).

92 Bewegingsleer Deel III De romp en wervelkolom

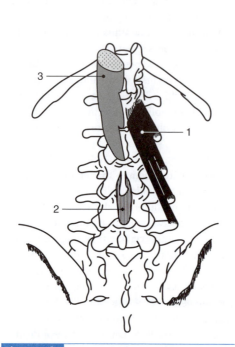

Figuur 3.26

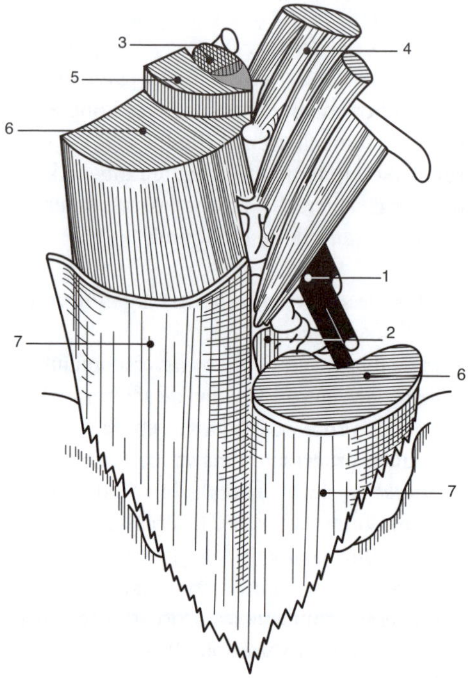

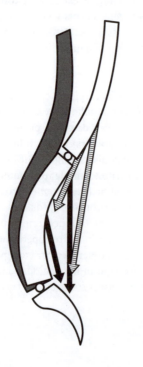

Figuur 3.28

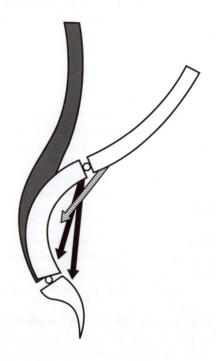

Figuur 3.27

Figuur 3.29

3.9 DE DORSALE SPIEREN VAN DE ROMP

De dorsale spieren van de romp zijn van diep naar oppervlakkig in drie lagen gerangschikt (figuur 3.26 en 3.27).
De diepe laag bestaat uit de mm. spinales. Die liggen direct tegen de wervelkolom aan en hun vezels zijn korter naarmate ze dieper zijn gelegen.
- De m. transversospinalis (1) is gevormd uit dakpansgewijs liggende lamellen. In de tekening is slechts één van deze lamellen weergegeven, volgens het concept van Trolard: de vezels ontspringen aan de lamina van een wervel en verlopen schuin naar caudaal en lateraal en eindigen op de processus transversi van de vier eronder gelegen wervels. Volgens de opvatting van Winckler ontspringen de vezels aan de laminae en de processus spinosi van de vier bovengelegen wervels en eindigen op de processus transversus van de daaronder gelegen wervel (zie figuur 5.85).
- De mm. interspinales (2) liggen aan weerszijden van de mediaanlijn en lopen van processus spinosus naar processus spinosus. In figuur 3.26 is slechts één paar getekend.
- De mm. spinales (3) zijn fusiform en liggen aan weerszijden van de mm. interspinales, dorsaal van de m. transversospinalis (1). Ze komen van de processus spinosi van de eerste twee lumbale wervels en de laatste twee thoracale wervels en insereren aan de processus spinosi van de eerste tien thoracale wervels. De kortste vezels liggen het diepst.
- De m. longissimus thoracis (5) is een lange band spierweefsel, juist lateraal van de mm. spinales. Deze spier loopt aan de dorsale zijde van de thorax omhoog en hecht aan de ribben tot de tweede rib (pars costalis) en aan de processus transversi van de lumbale wervels en thoracale wervels (pars transversa) (zie figuur 4.29).
- De m. iliocostalis (6) is een dikke spier, die prismatisch van vorm is en dorsolateraal van de m. longissimus thoracis (5). De spier loopt omhoog langs de dorsale zijde van de thorax en geeft vezels af naar de achterzijde van de laatste tien ribben, naar de angulus costae. Deze vezels zijn continu met vezels die naar de processus transversi van de vijf onderste cervicale wervels lopen (zie figuur 5.89).

In het onderste deel van de romp vervlechten deze spieren zich en vormen daarmee een niet te scheiden systeem, aan de rechterzijde van figuur 3.26 aangegeven met het cijfer 6; de aanhechting bevindt zich op de diepe zijde van een dikke vezelige laag, die oppervlakkig in verbinding staat met de peesplaat van de m. latissimus dorsi (7). Die ontspringt aan de zeer dikke fascia thoracolumbalis die op de humerus insereert (zie deel I).
De middelste laag bestaat uit één spier, de m. serratus posterior inferior (4), die onmiddellijk achter de paravertebrale spieren ligt en bedekt wordt door de m. latissimus dorsi. Hij loopt van de processus spinosi van de drie eerste lumbale wervels en de twee laatste thoracale wervels naar craniaal en lateraal en eindigt aan de onderrand en buitenzijde van de laatste drie of vier ribben.
De oppervlakkige laag wordt gevormd door de m. latissimus dorsi (7).

De dorsale spieren zorgen voornamelijk voor extensie van de lumbale wervelkolom (figuur 3.28) en versterken de lumbale lordose (figuur 3.29), omdat ze de boog van de lumbale wervelkolom als een koorde overspannen. Later zal blijken dat deze spieren een rol spelen bij de uitademing.

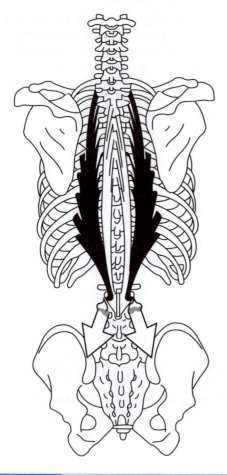

Figuur 3.30

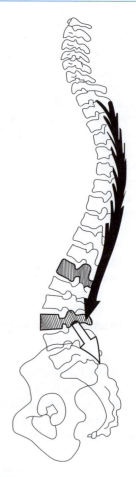

Figuur 3.31

3.10 DE ROL VAN DE DERDE LUMBALE WERVEL EN DE TWAALFDE THORACALE WERVEL

Het onderzoek van Delmas heeft de aandacht gevestigd op de functionele betekenis van enkele wervels bij het rechtop staan (figuur 3.30 en 3.31, naar Delmas). De wigvorm van de vijfde lumbale wervel, als een brug geplaatst tussen het min of meer horizontale os sacrum en de verticale wervelkolom, is reeds lang bekend. De rol van de derde lumbale wervel begint pas nu echt duidelijk te worden. Deze wervel heeft een zeer goed ontwikkelde arcus vertebrae, die dienst doet als plaats waar spieren op elkaar aansluiten: de lumbale bundels van de m. latissimus dorsi die van het os ilium komen en aanhechten aan de dwarsuitsteeksels van L3, sluiten aan op de bundels van de mm. spinales, waarvan de laagste aanhechting op de processus spinosus van L3 ligt (figuur 3.30). Daardoor kan L3 door spieren die op het os sacrum en os ilium vastzitten naar achteren worden getrokken en tegelijkertijd aangrijpingspunt zijn bij de activiteit van de thoracale rugspieren (figuur 3.31). Deze wervel speelt derhalve een belangrijke rol in de mechanische verhoudingen in de wervelkolom, temeer daar L3 het diepste punt van de lumbale lordose vormt en verder omdat de sluitplaten aan de boven- en onderkant van het corpus vertebrae evenwijdig en horizontaal zijn geplaatst. Het is de eerste werkelijk beweeglijke wervel in het lumbale deel van de wervelkolom, want L4 en L5, stevig verbonden met het os ilium en het os sacrum, vormen een meer statische dan dynamische verbinding tussen wervelkolom en bekken.

De twaalfde thoracale wervel vormt het omslagpunt tussen de thoracale kyfose en de lumbale lordose. Het is een scharnierende wervel waarvan het corpus vertebrae groot is in vergelijking met de arcus vertebrae. Dorsaal passeren de paravertebrale spieren zonder uitgebreid aan de wervel te insereren.

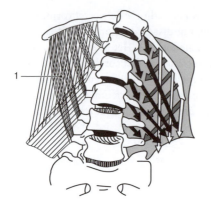

Figuur 3.32

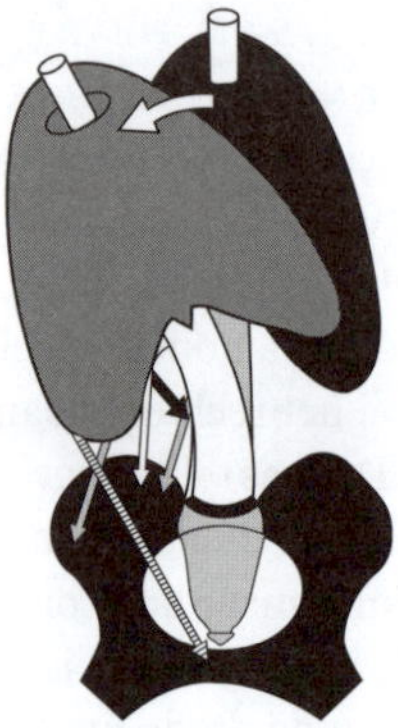

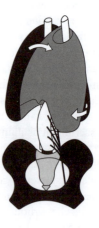

Figuur 3.33

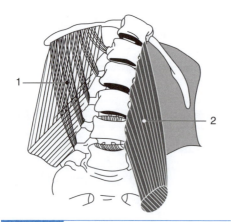

Figuur 3.34

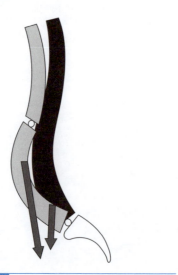

Figuur 3.35

Figuur 3.36

3.11 DE SPIEREN AAN DE LATERALE KANT VAN DE ROMP

De spieren aan de laterale kant van de romp bestaan uit de m. quadratus lumborum en de m. psoas.

De m. quadratus lumborum (1) vormt, zoals de naam al aanduidt, een vierkante spierlaag, uitgespannen tussen de twaalfde rib, de crista iliaca en de wervelkolom (figuur 3.32, vooraanzicht). De laag heeft lateraal een vrije rand. Er zijn drie soorten vezels te onderscheiden (rechterzijde van figuur 3.32):
- vezels die een directe verbinding vormen tussen de twaalfde rib en de crista iliaca (witte pijlen);
- vezels die de twaalfde rib en de processus transversi van de vijf lumbale wervels verbinden (dwars gearceerde pijlen);
- vezels die de processus transversi van de eerste vier lumbale wervels en de crista iliaca verbinden (grijze pijlen); deze zijn continu met die van de m. transversospinalis (zwarte pijlen), die tevoorschijn komen in de ruimte tussen de processus transversi.

Deze drie groepen vezels van de m. quadratus lumborum liggen in drie lagen (figuur 3.33). De achterste laag wordt gevormd door de vezels die van de twaalfde rib naar de crista iliaca lopen. Ventraal daarvan lopen de vezels tussen de processus transversi en het os ilium en vervolgens de vezels (1) van de twaalfde rib naar de processus transversi.
Bij enkelzijdige contractie geeft de m. quadratus lumborum lateroflexie van de romp aan de kant van de contractie (figuur 3.34). Deze activiteit wordt sterk ondersteund door de beide schuine buikspieren, de m. obliquus internus abdominis (grijze pijl schuin naar caudaal en lateraal) en de m. obliquus externus abdominis (gearceerde pijl schuin naar caudaal en mediaal).

De m. psoas (2) ligt ventraal van de m. quadratus lumborum (figuur 3.34). De fusiforme spierbuik bestaat uit twee spierkoppen: de achterste kop ontspringt aan de processus transversi van de lumbale wervels en de voorste kop zit vast op de corpora van de twaalfde thoracale wervel en de lumbale wervels. Om precies te zijn: de aanhechtingen zijn gelokaliseerd op de onder- en bovenranden van twee opvolgende wervels en op de laterale rand van de daartussen gelegen discus. De insertieplaatsen worden overbrugd door peesboogjes. De fusiforme spierbuik is in voor-achterwaartse richting afgeplat en verloopt schuin naar caudaal en naar lateraal, volgt de linea terminalis, buigt zich om de voorrand van het heupgewricht (zie deel II), ter hoogte van de eminentia iliopubica, en eindigt samen met de m. iliacus op de top van de trochanter minor.

Bij een gefixeerd femur en een geblokkeerd heupgewricht (door contractie van andere spieren rondom het gewricht) heeft de m. psoas een belangrijke werking ten aanzien van de lumbale wervelkolom, namelijk gelijktijdige homolaterale lateroflexie en heterolaterale rotatie (figuur 3.35). Verder kan de spier door zijn aanhechting aan het diepste punt van de lumbale lordose flexie geven van de wervelkolom ten opzichte van het bekken en tegelijkertijd de lordose versterken (figuur 3.36). Dat is vooral goed te zien bij een persoon die op zijn rug ligt, waarbij de benen gestrekt rusten op het steunvlak (zie figuur 3.62).

> Als geheel geven de twee spieren van de laterale groep homolaterale lateroflexie van de romp. Terwijl de m. quadratus lumborum geen invloed heeft op de lumbale lordose, zal de m. psoas de lordose versterken en daarbij een heterolaterale rotatie van de romp bewerkstelligen.

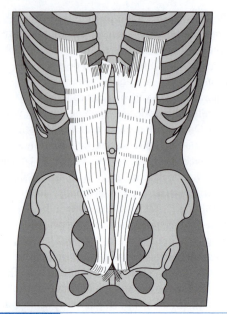

Figuur 3.37

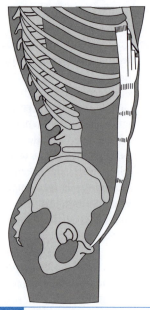

Figuur 3.38

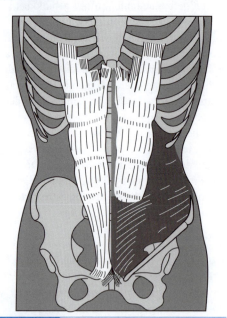

Figuur 3.39

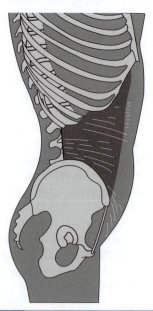

Figuur 3.40

3.12 DE RECHTE EN DWARSE BUIKWANDSPIEREN

De twee mm. recti abdominis (figuur 3.37. vooraanzicht en figuur 3.38. zijaanzicht) vormen twee spierbanden aan de voorkant van de buik, ter weerszijden van de mediaanlijn. Ze ontspringen aan het ribkraakbeen van de vijfde, zesde en zevende rib en aan de processus xiphoideus. De dikke spierband wordt naar beneden steeds smaller en wordt onderbroken door vier intersectiones tendineae (twee boven de navel, één ter hoogte van de navel en één eronder). Caudaal van de navel wordt de spierbuik steeds kleiner en gaat daarbij over in een sterke pees die aanhecht aan de bovenzijde van het os pubis en de symphysis pubica. Verder zijn er peesuitstralingen naar de andere zijde en naar de adductoren van de heup. De twee mm. recti abdominis zijn gescheiden in de mediaanlijn door een ruimte die boven de navel breder is dan eronder. Ze worden omhuld door een pezige schede die gevormd wordt door de peesplaten van de buikwandspieren.

De mm. transversi abdominis (figuur 3.39, vooraanzicht waarin de spier alleen in de linkerhelft getekend is, en figuur 3.40, zijaanzicht) vormen de diepe laag van de buikwandspieren. Zij ontspringen aan de toppen van de processus transversi van de lumbale wervels. De horizontale spiervezels zijn lateraal en naar ventraal gericht en lopen om de inwendige organen heen. Zij gaan over in peesvezels langs een lijn evenwijdig aan de buitenrand van de m. rectus abdominis. Deze peesplaat van de m. transversus abdominis ontmoet in de mediaanlijn die van dezelfde spier aan de andere zijde.

Voor het grootste gedeelte loopt de peesplaat achter de m. rectus abdominis langs, zo bijdragend aan de achterwand van de rectusschede. Onder de navel echter loopt de m. rectus abdominis achter deze peesplaat. Hiervoor moet de m. rectus abdominis de peesplaat doorboren en vanaf dit niveau is de peesplaat van de m. transversus abdominis onderdeel van de voorwand van de rectusschede. Deze scheiding is aan de achterzijde van de m. rectus abdominis waar te nemen als de linea terminalis (lijn van Douglas).

In figuur 3.39 is te zien dat alleen de middelste vezels horizontaal lopen. De bovenste vezels lopen schuin naar craniaal en mediaal, de onderste vezels schuin naar caudaal en mediaal en de allerlaagste vezels eindigen op de bovenrand van de symphysis pubica en het os pubis zelf en vormen daar samen met de peesvezels van de m. obliquus internus abdominis een gemeenschappelijke pees.

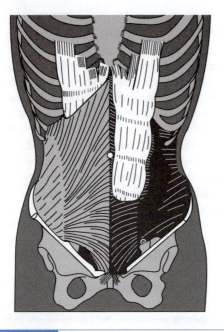

Figuur 3.41

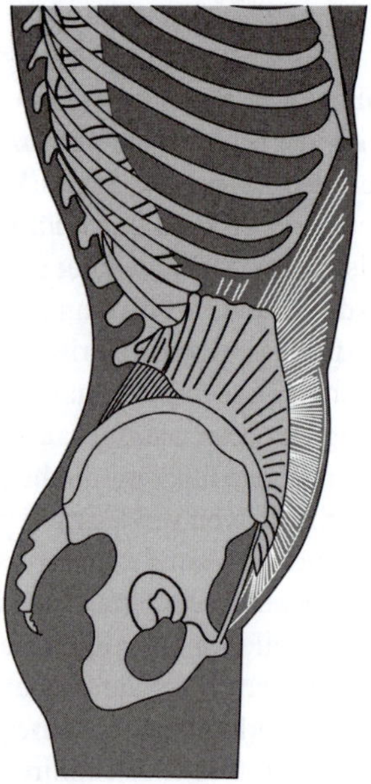

Figuur 3.42

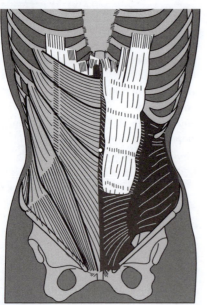

Figuur 3.43

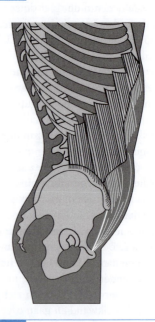

Figuur 3.44

3.13 DE SCHUINE BUIKWANDSPIEREN

De m. obliquus internus abdominis (figuur 3.41 en 3.42) vormt de middelste laag van de buikwand. In het algemeen lopen de vezels vanaf de crista iliaca schuin craniomediaal. De spiervezels vormen een spierlaag in de laterale wand van de buik, waarbij sommige vezels direct op de elfde en twaalfde rib insereren en andere eindigen in een peesplaat.

De overgang van spier naar pees vindt plaats langs een bijna verticale lijn, die begint bij de top van de elfde rib en vervolgens afbuigt langs de buitenrand van de m. rectus abdominis. De peesvezels eindigen op het kraakbeen van de tiende rib en aan de processus xiphoideus; verder dragen ze bij aan de vorming van het voorblad en het achterblad van de rectusschede. In de mediaanlijn vervlechten de vezels zich met de vezels van de andere zijde, en zo ontstaat de linea alba.

Het onderste deel van de spier ontspringt aan het laterale deel van het lig. inguinale. Deze vezels lopen eerst horizontaal en daarna naar caudomediaal; zij vormen met vezels van de m. transversus abdominis een gemeenschappelijke pees. Die eindigt op de bovenrand van de symphysis pubica en op het tuberculum pubicum. Op deze wijze draagt de gemeenschappelijke pees bij aan de vorming van de anulus inguinalis profundus.

De m. obliquus externus abdominis (figuur 3.43 en 3.44) vormt de oppervlakkigste spierlaag in de buikwand. In het algemeen is de vezelrichting schuin van craniolateraal naar caudomediaal. De spier ontspringt met een aantal koppen aan de laatste zeven ribben, alternerend met de koppen van de m. serratus anterior. De spiervezels bevinden zich aan de zijkant van de buikwand en gaan over in een peesplaat volgens een lijn die eerst verticaal loopt, evenwijdig aan de buitenrand van de m. rectus abdominis, en vervolgens schuin naar caudaal en dorsaal. De peesplaat draagt bij aan het voorblad van de rectusschede en ontmoet in de mediaanlijn het peesblad van de andere zijde. De vervlechting van die vezels vormt mede de linea alba.

De vezels die ontspringen aan de negende rib hechten aan op het os pubis en hebben peesuitbreidingen naar de adductoren van de heup aan de homolaterale en heterolaterale zijde. De vezels afkomstig van de tiende rib lopen uit op het lig. inguinale. Deze twee vezelbundels begrenzen de anulus inguinalis superficialis, een driehoek met de top aan de craniolaterale kant en als basis het os pubis en het tuberculum pubicum, waarop het lig. inguinale vastzit.

> De buikwandspieren zijn de motorische spieren aan de voorkant van de wervelkolom. Belangrijk om te onthouden is dat de beide mm. recti abdominis in het voorste deel van de buikwand tussen de thorax en het bekken twee spierbanden vormen die op grote afstand van de wervelkolom hun functie uitoefenen. Verder vormen de andere buikwandspieren drie op elkaar gelegen lagen met het volgende vezelverloop: de m. transversus abdominis (de diepe laag) horizontaal, de m. obliquus internus abdominis (middelste laag) schuin naar craniomediaal en de m. obliquus externus abdominis (de oppervlakkige laag) schuin naar caudomediaal (zie ook figuur 4.31).

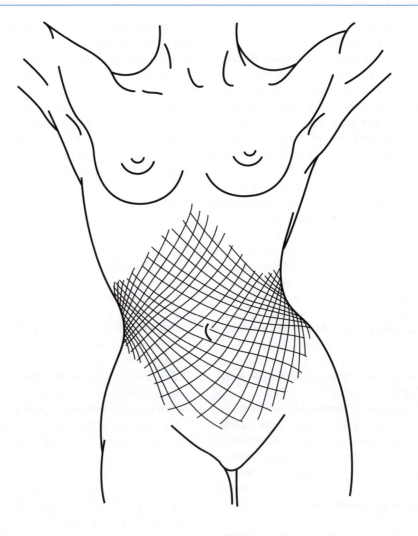

Figuur 3.45

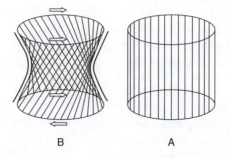

Figuur 3.46

3.14 DE TAILLE

De vezels van de buikwandspieren, verlengd door hun peesplaten, vormen een geweven structuur, een soort gordel rondom de buik (figuur 3.45). In wezen liggen de vezels van de m. obliquus externus abdominis aan de ene zijde in het verlengde van de vezels van de m. obliquus internus abdominis aan de andere zijde en omgekeerd, zodat de schuine spieren een geweven geheel vormen dat niet rechthoekig maar ruitvormig is (in textieltermen: het weefsel geert).

Dit maakt het mogelijk dat het weefsel zich aan de vorm van de taille aanpast. Beter gezegd is het de schuine structuur van het weefsel die de vorm van de taille bepaalt. Dit is gemakkelijk te demonstreren aan de hand van het volgende model (figuur 3.46). Indien twee evenwijdig gelegen cirkels waarvan de middelpunten op één as liggen, onderling verbonden worden met draadjes of elastiekjes (A), ontstaat er een cilinder. Worden de cirkels ten opzichte van elkaar gedraaid (B), dan blijven de draadjes gespannen, maar gaan schuin lopen. Er ontstaat dan een zogenoemde omwentelingshyperbool. Het lichaamsoppervlak is in de vorm van een dergelijke hyperbool uitgehold. Dit verklaart waarom de taille geaccentueerd als de schuine vezels meer aangespannen zijn en natuurlijk wanneer er minder subcutaan vet aanwezig is. Om de vorm van de taille te herstellen, is het daarom belangrijk de tonus van de schuine buikwandspieren op te voeren.

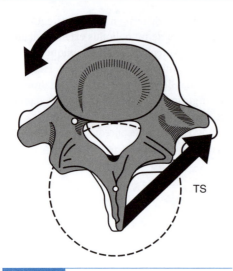

Figuur 3.47

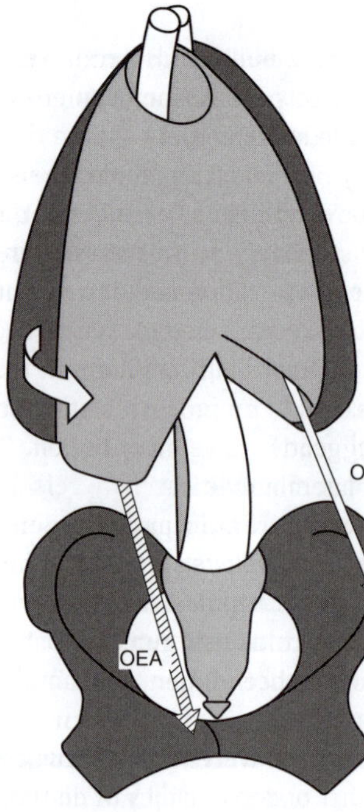

Figuur 3.48

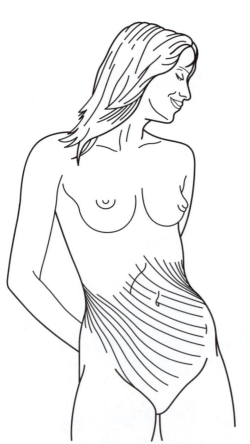

Figuur 3.49

3.15 ROTATIE VAN DE ROMP

Rotatie van de wervelkolom wordt bewerkstelligd door de paravertebrale spieren en door de grote buikspieren.

Unilaterale contractie van de paravertebrale spieren heeft een licht roterend effect, maar de diepste spierlaag, de m. transversospinalis (figuur 3.47), heeft de duidelijkste rotatiefunctie. Als de onderliggende processus transversi gefixeerd zijn, trekt de m. transversospinalis (TS) de processus spinosus van de bovenliggende wervel naar buiten. Dit is een heterolaterale rotatie.

Bij rotatie van de romp zijn de schuine buikspieren de belangrijkste spieren (figuur 3.48). In feite is het verloop daarvan, als een spiraal om de taille gerold, zeer gunstig. Dat geldt ook voor de aanhechtingen, ver van de wervelkolom op de thorax. Hierdoor wordt niet alleen de lumbale wervelkolom bewogen, maar ook het onderste deel van de thoracale wervelkolom.

Bij rotatie van de romp naar links (figuur 3.48) spelen zowel de m. obliquus externus abdominis (OEA) rechts als de m. obliquus internus abdominis (OIA) links een rol. Het is opvallend dat deze twee spieren in dezelfde richting rond de taille liggen (figuur 3.49) en dat hun spiervezels en peesplaten in elkaars verlengde liggen. Ze zijn dus synergisten voor deze rotatiebeweging.

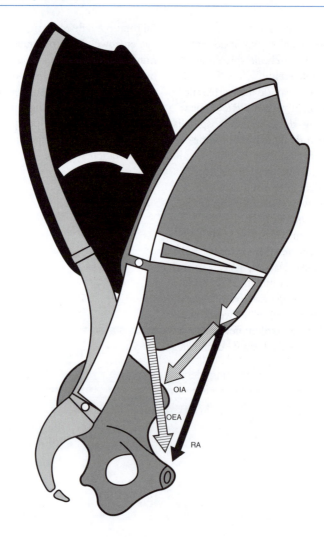

Figuur 3.50

3.16 FLEXIE VAN DE ROMP

De buikwandspieren zijn krachtige flexoren van de romp (figuur 3.50). Omdat ze ventraal van de as van de wervelkolom liggen, buigen ze de wervelkolom in zijn geheel naar voren in de lumbosacrale verbinding en in de thoracolumbale verbinding. Hun werking is zeer krachtig, daar twee grote hefbomen een rol spelen. De onderste hefboom heeft als arm de afstand tussen het promontorium en het os pubis, en de bovenste heeft als arm de afstand tussen de thoracale wervelkolom en de processus xiphoideus. De m. rectus abdominis (RA), die de processus xiphoideus direct met de symphysis pubica verbindt, is een zeer krachtige flexor van de wervelkolom. Hij wordt geholpen door de m. obliquus internus abdominis (OIA) en de m. obliquus externus abdominis (OEA), die de onderste opening van de thorax verbinden met de bovenrand van de bekkengordel. Terwijl de m. rectus abdominis in rechte richting trekt, trekken de mm. obliqui abdominis in schuine richting: de m. obliquus internus abdominis schuin naar caudaal en dorsaal en de m. obliquus externus abdominis schuin naar caudaal en ventraal. Bovendien functioneren ze als stagen naarmate ze schuiner lopen.

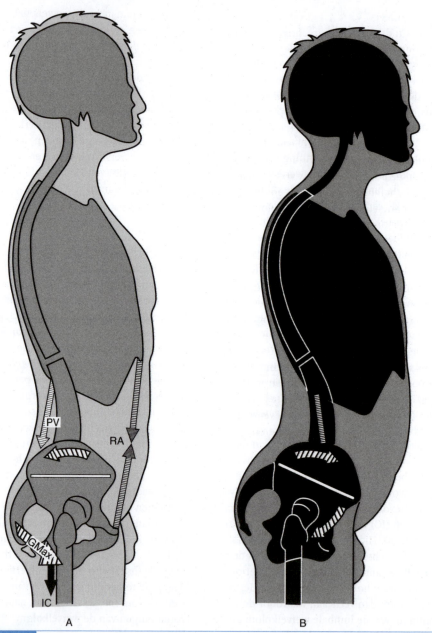

Figuur 3.51

3.17 HET AFVLAKKEN VAN DE LUMBALE LORDOSE

De sterkte van de kromming van de lumbale wervelkolom hangt niet alleen af van de tonus van de spieren van de buik en de wervelkolom, maar ook van bepaalde spieren van de onderste extremiteiten die aan de bekkengordel vastzitten.

In de zogenaamde asthenische stand (figuur 3.51B) worden door ontspanning van de spieren alle krommingen van de wervelkolom versterkt: de lumbale lordose, de thoracale kyfose en de cervicale lordose. Bovendien kantelt het bekken naar voren (de lijn tussen de spina iliaca anterior superior en de spina iliaca posterior superior gaat schuin naar caudaal lopen). De m. psoas (P), die flexie geeft van de lumbale wervelkolom ten opzichte van het bekken en de lumbale lordose versterkt, verergert deze vervorming nog door een hypertonus. Vergelijkbare krommingen zijn te zien bij een hoogzwangere vrouw bij wie de spieren van de buikwand uitgerekt zijn en het zwaartepunt naar voren verplaatst is, veroorzaakt door de vrucht. Dit geeft een enorme verstoring van de statiek van bekken en wervelkolom.

Het afvlakken van de krommingen van de wervelkolom (figuur 3.51A) begint ter hoogte van het bekken. De vooroverkanteling van het bekken wordt gecorrigeerd door activiteit van de retroflexoren van de heup: de ischiocrurale spiergroep (IC) en vooral de m. gluteus maximus (GMax). Hierdoor komt de interspinale lijn (de gedachte verbindingslijn tussen de spinae iliaca anterior superior en posterior superior) weer horizontaal te liggen. Het os sacrum komt dan verticaal, waardoor de kromming van de lumbale wervelkolom afneemt. De belangrijkste rol bij het corrigeren van de lumbale lordose wordt echter toegeschreven aan de buikspieren, in het bijzonder aan de mm. recti abdominis (RA) die aan de convexe kant van de lumbale kromming liggen en die hun effect uitoefenen via twee grote hefbomen. Alleen de mm. glutei maximi en de mm. recti abdominis zijn nodig om de lumbale lordose af te vlakken. Vanaf dat punt kunnen de eerste lumbale wervels naar achteren worden getrokken door extensieactiviteit van de lumbale paravertebrale spieren (PV). Contractie van de dorsale spieren leidt tot een afname van de thoracale kyfose. Indien de flexoren van de cervicale wervelkolom actief worden, kan op dezelfde wijze een afvlakking van de cervicale lordose worden verkregen. Als de krommingen afgevlakt zijn, is de totale hoogte van de wervelkolom groter (een toename van de index van Delmas, zie figuur 1.12) en iemand kan zo 1, 2 of zelfs 3 cm langer worden.

> De beschrijving hierboven is gebaseerd op de klassieke theorie, maar onderzoek heeft aangetoond (Klausen, 1965) dat de wervelkolom in zijn geheel zich gedraagt als de schacht van een hijskraan die naar voren buigt. Elektromyografisch onderzoek van de dorsale spieren en de buikspieren (Asmussen en Klausen, 1962) laat zien dat bij vier van de vijf personen het rechtop staan beheerst wordt door een eenvoudige onbewuste posturale reflex, waarbij slechts een tonische contractie van de dorsale spieren van de romp nodig is. Bij belasting van het bovenste deel van de wervelkolom door een gewicht op het hoofd of door gewichten aan de handen waarbij de armen langs het lichaam hangen, buigt de wervelkolom iets naar voren, waarbij de lumbale lordose afneemt en de thoracale kyfose toeneemt. Tegelijkertijd neemt de tonus van de spieren van de wervelkolom toe, waardoor het naar voren buigen van de wervelkolom beperkt wordt.
> De buikspieren spelen geen rol bij de onbewuste statiek van de wervelkolom, maar komen pas in actie bij het bewust afvlakken van de lumbale lordose, bijvoorbeeld bij 'in de houding staan' of bij het dragen van zware lasten met de wervelkolom naar voren gebogen.

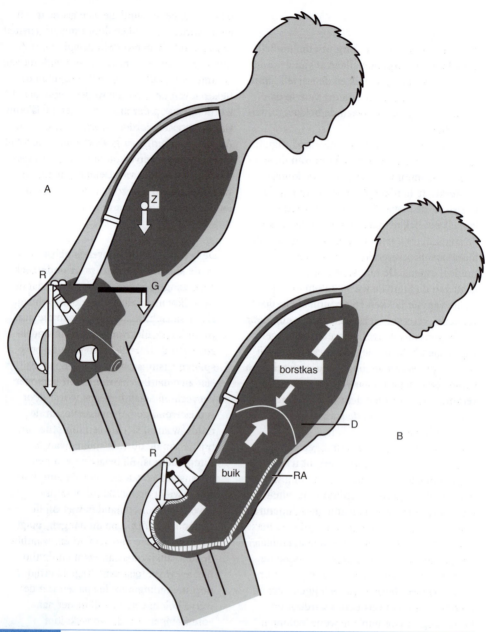

Figuur 3.52

3.18 DE ROMP ALS EEN OPGEBLAZEN STRUCTUUR

In de voorovergebogen stand (figuur 3.52A) worden er aanzienlijke krachten op de lumbosacrale discus uitgeoefend. Het deelzwaartepunt (z) van het bovenste deel van de romp en het hoofd ligt net voor de tiende thoracale wervel. Het gewicht (G) grijpt daardoor aan op het uiteinde van een lange hefboomarm waarvan het steunpunt ter hoogte van de nucleus pulposus van L5-S1 ligt. Om deze kracht in evenwicht te houden, moeten de rugspieren (R), die een zeven- tot achtmaal zo kleine hefboomarm hebben, een kracht uitoefenen die zeven- tot achtmaal zo groot is. Deze krachten zijn afhankelijk van de inclinatiehoek van de romp, die de lengte bepaalt van de arm waarover G werkt.

De kracht op de lumbosacrale discus is gelijk aan de som van G en R en is groter naarmate de inclinatiehoek groter is, vooral wanneer de armen een last dragen. Bij het dragen van een last van 10 kg met gebogen knieën en verticale romp is de kracht (R) van de rugspieren 1410 N. Dezelfde last vergt met gestrekte knieën en voorovergebogen romp een kracht van 2560 N. Als dezelfde last gedragen wordt met de armen gestrekt naar voren, is de kracht R zelfs 3630 N. Op dit moment is de belasting op de nucleus pulposus volgens de literatuur 2820 tot 7260 N of zelfs 12.000 N, hetgeen meer is dan de scheurbelasting van de disci intervertebrales is (tot 40 jaar: 8000 N, bij oudere personen: 4500 N). Dat de discus hierbij echter niet scheurt, is te verklaren door twee feiten.

Ten eerste wordt de totale kracht die op de discus intervertebralis wordt uitgeoefend, niet alleen door de nucleus pulposus gedragen. Nachemson heeft aangetoond dat 75% van de last gedragen wordt door de nucleus pulposus en 25% door de anulus fibrosus. Ten tweede zorgt de romp voor het verlichten van de druk op de lumbosacrale discus en op de disci van het onderste deel van de lumbale wervelkolom (figuur 3.52B). Deze 'buikkracht' of Valsalvamanoeuvre wordt bij het heffen instinctief gebruikt en wordt veroorzaakt door het sluiten van de stemspleet en alle openingen van de buik, terwijl de uitademingsspieren, in het bijzonder de buikspieren, worden aangespannen. Zo wordt de druk in de holte van buik en borstkas aanzienlijk hoger (D) en deze kracht wordt overgebracht op de bekkengordel en het perineum. Deze luchtdruk zorgt voor een flinke afname van de druk op de disci: 50 procent minder op de discus Th12-L1 en 30 procent minder op de lumbosacrale discus. Ook de spanning van de rugspieren neemt af: met 55 procent. Dit mechanisme van overdruk in borstkas en buik werkt echter slechts gedurende zeer korte tijd. Het betekent immers dat de adem ingehouden moet worden en dit brengt ernstige storingen in de bloedvoorziening teweeg: overdruk in het veneuze systeem van het hoofd, afname van de veneuze terugstroom naar het hart, vermindering van de continue hoeveelheid bloed in de wanden van de longblaasjes en toename van de weerstand in de longcirculatie. Ten slotte gaat de overdruk in borstkas en buik gepaard met een omleiding van de veneuze terugstroom door het veneuze netwerk rondom de wervelkolom. Zo ontstaat tevens een overdruk in de liquor cerebrospinalis. Zo'n situatie kan dus niet te lang bestaan en zware lasten kunnen slechts kort op deze manier opgevangen worden.

> De conclusie is dus dat bij het dragen van lasten de druk op de disci intervertebrales het best verminderd kan worden door de romp verticaal te houden (en niet voorovergebogen). Deze raad geldt nog sterker voor personen met een hernia van de discus.

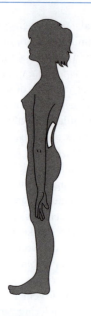

Figuur 3.53

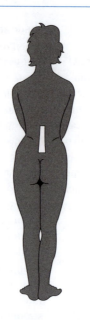

Figuur 3.54

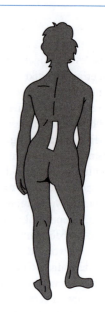

Figuur 3.55

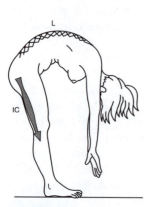

Figuur 3.56

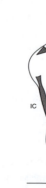

Figuur 3.57

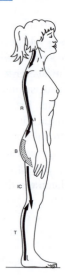

Figuur 3.58

3.19 STATIEK VAN DE LUMBALE WERVELKOLOM IN RECHTOPSTAANDE HOUDING

In symmetrische stand vertoont de lumbale wervelkolom van opzij gezien (figuur 3.53) een naar achteren concave kromming, die de lumbale lordose wordt genoemd. Van achteren gezien (figuur 3.54) is hij rechtlijnig. In een ontspannen asymmetrische stand op één been (figuur 3.55) wordt de lumbale wervelkolom concaaf gekromd aan de kant van het steunbeen. Dit wordt veroorzaakt doordat het bekken naar beneden kantelt aan de niet-belaste zijde. Om de lumbale lateroflexie te compenseren, wordt de thoracale wervelkolom naar de andere kant concaaf gekromd, dus aan de kant van het niet-belaste been. Ten slotte vertoont de cervicale wervelkolom een kromming concaaf aan de belaste kant, dus in dezelfde richting als de lumbale kromming.

Elektromyografisch onderzoek van Bruggen heeft aangetoond dat bij flexie van de romp (figuur 3.56) aanvankelijk de rugspieren krachtig contraheren, vervolgens de bilspieren en ten slotte de ischiocrurale spiergroep en de kuitspieren. Aan het eind van de flexie wordt de wervelkolom alleen geremd door de passieve rek van de ligamenten van de wervelkolom (L), die aan het bekken vastzitten, waarvan het naar voren kantelen verhinderd wordt door de spieren van de ischiocrurale groep (IC).

Bij het weer overeind komen (figuur 3.57) komen de spieren in omgekeerde volgorde in actie: eerst de ischiocrurale spiergroep (IC), dan de bilspieren en tot slot de lumbale en de thoracale rugspieren (R).
In de rechtopstaande houding (figuur 3.58) wordt het evenwicht in voor-achterwaartse richting beheerst door tonische contractie van de dorsale spieren van de romp, de m. triceps surae (T), de ischiocrurale spiergroep (IC), de bilspieren (B) en de rugspieren (R), terwijl de buikspieren ontspannen zijn (Asmussen).

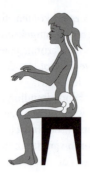

Figuur 3.59

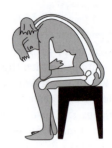

Figuur 3.60

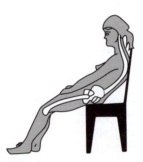

Figuur 3.61

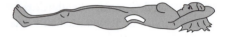

Figuur 3.62

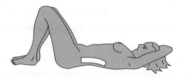

Figuur 3.63

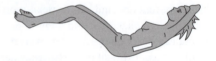

Figuur 3.64

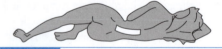

Figuur 3.65

3.20 ZIT- EN LIGHOUDING

In de zithouding waarbij het gewicht van de romp alleen op de tubera ischiadica rust, zoals bij een typiste (figuur 3.59) zonder ruggensteun, is het bekken in een instabiel evenwicht. Het bekken staat wat voorovergekanteld en dat heeft een lumbale hyperlordose en een versterking van de thoracale en cervicale krommingen tot gevolg. De spieren van de schoudergordel, in het bijzonder de m. trapezius, die de schoudergordel en de bovenste extremiteiten ondersteunt, zorgen voor het handhaven van de statiek van de wervelkolom. Op de lange duur geeft deze houding klachten, wat bekend staat als 'typistensyndroom' of m. trapezius-syndroom.

In de zithouding waarbij de naar voren gebogen romp soms zelfs via de armen op de knieën rust, wordt gesteund op de tubera ischiadica en de femora, zoals bij een koetsier (figuur 3.60). Het bekken staat voorovergekanteld en doordat de thoracale kyfose versterkt is, is de lumbale lordose afgevlakt. Als er gesteund wordt op de armen, is de romp stabiel met een minimum aan spieractiviteit; in deze stand kunnen mensen zelfs slapen. Het is de ruststand van de paravertebrale spieren, die heel vaak op instinctieve wijze aangenomen wordt door patiënten met spondylolisthesis, daar de schuifkracht op de lumbosacrale discus afneemt en de dorsale rompspieren ontspannen zijn.

In de halfliggende houding met romp tegen de leuning van de stoel wordt gesteund op de tubera ischiadica, het os sacrum en het os coccygis (figuur 3.61). Het bekken staat achterovergekanteld, de lumbale lordose is afgevlakt, de thoracale kyfose versterkt en het hoofd kan naar voren hangen op de borstkas, waarbij tegelijkertijd de cervicale lordose omgekeerd wordt. Ook dit is een ruststand waarin mensen kunnen slapen, maar de ademhaling wordt hierbij gehinderd door flexie van de hals en door het gewicht van het hoofd, dat op het borstbeen rust. Doordat deze stand het naar voren glijden van L5 verhindert en de spieren van de lumbale wervelkolom ontspant, wordt zo de pijn bij spondylolisthesis verlicht.

Rugligging met gestrekte benen (figuur 3.62) is de meest aangenomen ruststand. Hierbij geeft tractie op de m. psoas een lumbale hyperlordose, waardoor een holte 'onder de nieren' ontstaat.

In rugligging met gebogen benen (figuur 3.63) geeft de ontspannen m. psoas een achterovkanteling van het bekken en een afname van de lumbale lordose. De holte van de nieren hoort nu bij het steunvlak, waardoor de rugspieren en de buikspieren beter ontspannen.

In de zogenoemde 'relaxhouding' (figuur 3.64), met behulp van kussens of op een speciale stoel, is het steunvlak voor de rug concaaf, zodat de lumbale lordose en de cervicale lordose afvlakken. Door de ondersteuning van de knieën worden de heupen gebogen, zodat de m. psoas en de ischiocrurale spiergroep ontspannen.

In zijligging (figuur 3.65) heeft de wervelkolom een sinusvormige kromming: de lumbale wervelkolom is convex naar beneden en de thoracale wervelkolom is convex naar boven gekromd. Hierbij convergeert de lijn tussen de twee spinae iliacae posteriores superiores met de lijn tussen de schouders. In deze houding kunnen de spieren in het algemeen niet ontspannen zijn en kunnen bepaalde ademhalingsmoeilijkheden optreden.

In buikligging treedt een lumbale hyperlordose op. In de houding worden ademhalingsmoeilijkheden veroorzaakt door het steunen op borstkas en buik, waarbij de inhoud van de buik tegen het diafragma drukt waardoor de bewegingsuitslag daarvan afneemt. Uiteindelijk kunnen afscheidingen of vreemde voorwerpen verstopt raken in de luchtwegen.

Veel mensen nemen deze houding in voor het slapen, maar gaan daarna anders liggen. In het algemeen wordt eenzelfde houding nooit erg lang volgehouden tijdens de slaap, zodat er steeds andere steunpunten zijn en verschillende spiergroepen ontspannen zijn. Dit voorkomt ook ischemie van de weefsels die de steunpunten bedekken.

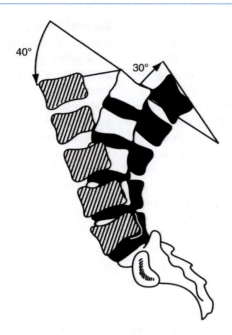

Figuur 3.66

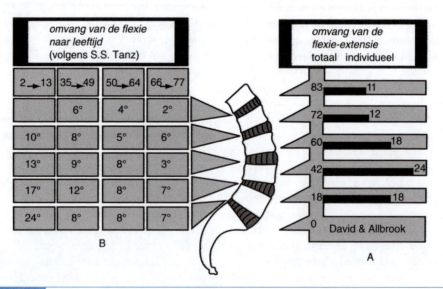

Figuur 3.67

3.21 BEWEGINGSUITSLAG VAN FLEXIE-EXTENSIE IN DE LUMBALE WERVELKOLOM

De flexie-extensieuitslag van de lumbale wervelkolom is heel variabel, afhankelijk van de persoon en de leeftijd. Alle genoemde cijfers zijn dus gemiddelde waarden. Vuistregels zijn evenwel de volgende (figuur 3.66):
- extensie in combinatie met een lumbale hyperlordose heeft een uitslag van 30°;
- flexie in combinatie met het afvlakken van de lumbale lordose heeft een uitslag van 40°.

In figuur 3.67A zijn de uitslag van flexie-extensie op het individuele niveau van een wervelsegment (rechterkolom) en de totale uitslag van flexie-extensie (linkerkolom) weergegeven volgens David en Allbrook. De totale uitslag is volgens hen 83°; dat ligt dus vlak bij de 70° van de vuistregel. De maximale uitslag treedt op tussen L4 en L5, namelijk 24°. Tussen L3 en L4 en tussen L5 en S1 is de uitslag 18°, tussen L2 en L3 is het 12° en tussen L1 en L2 11°. Het onderste deel van de lumbale wervelkolom is volgens deze auteurs dus veel beweeglijker dan het bovenste deel.

Zoals te verwachten, is de uitslag van flexie-extensie sterk afhankelijk van de leeftijd. Figuur 3.67B laat zien hoe volgens Tanz de beweeglijkheid van de lumbale wervelkolom afneemt met de leeftijd. Die is maximaal tussen 2 en 13 jaar. Het onderste deel van de lumbale wervelkolom is het meest beweeglijk, in het bijzonder ter hoogte van L4-L5.

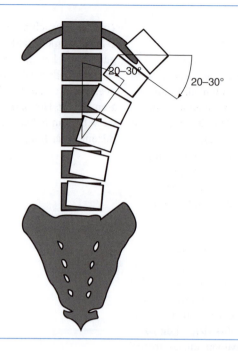

Figuur 3.68

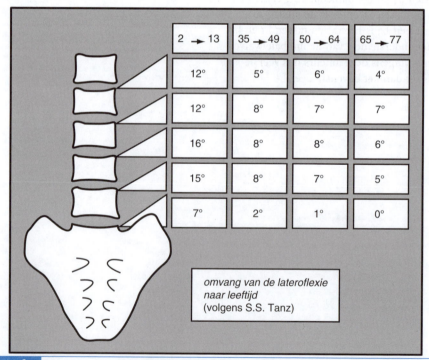

	2 → 13	35 → 49	50 → 64	65 → 77
	12°	5°	6°	4°
	12°	8°	7°	7°
	16°	8°	8°	6°
	15°	8°	7°	5°
	7°	2°	1°	0°

omvang van de lateroflexie naar leeftijd (volgens S.S. Tanz)

Figuur 3.69

3.22 BEWEGINGSUITSLAG VAN LATEROFLEXIE IN DE LUMBALE WERVELKOLOM

Evenals bij flexie en extensie is de uitslag van lateroflexie of neiging afhankelijk van de leeftijd en van de persoon: gemiddeld is de lateroflexie naar iedere kant 20 tot 30° (figuur 3.68).

De lateroflexieuitslag neemt volgens Tanz aanzienlijk af met de leeftijd en is maximaal tussen 2 en 13 jaar, met een uitslag van 62° zowel naar links als naar rechts (figuur 3.69). Tussen 35 en 49 jaar is de uitslag naar iedere kant slechts 31°. Hij neemt af tot 29° tussen 50 en 64 jaar en tot 22° tussen 65 en 77 jaar. Lateroflexie is dus erg belangrijk tot 13 jaar, blijft dan relatief stabiel omstreeks 30° tussen 35 en 64 jaar en neemt daarna af tot 20°. In de volwassen leeftijd is de gemiddelde uitslag van de lateroflexie naar rechts en naar links totaal dus 60°, wat vrijwel gelijk is aan de totale uitslag van flexie en extensie.

Het is interessant op te merken dat de lateroflexieuitslag tussen L5 en S1 zeer gering is. Op jongere leeftijd is hij nog 7°, maar hij neemt daarna zeer snel af tot 2 en 1° en zelfs tot 0° op oudere leeftijd. De maximale uitslag treedt op tussen L4 en L5 en meer nog tussen L3 en L4, waar hij 16° is op jonge leeftijd, vervolgens relatief stabiel op 8° blijft tussen 35 en 64 jaar en afneemt tot 6° op oudere leeftijd.

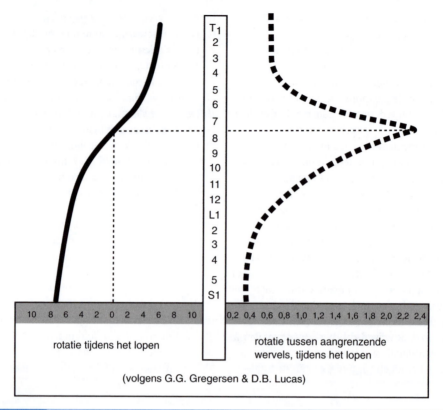

Figuur 3.70

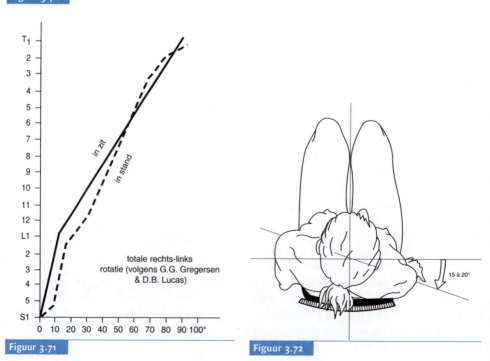

Figuur 3.71

Figuur 3.72

3.23 BEWEGINGSUITSLAG VAN ROTATIE IN DE THORACOLUMBALE WERVELKOLOM

De segmentale en de totale rotatieuitslag van de lumbale en de thoracale wervelkolom zijn lange tijd onbekend geweest. Het is namelijk heel moeilijk het bekken te fixeren en de rotatie van het thoracale deel van de wervelkolom te schatten, temeer daar de schoudergordel ten opzichte van de borstkas zeer beweeglijk is en op deze wijze heel gemakkelijk enorme fouten gemaakt kunnen worden.
Het onderzoek van Gregersen en Lucas heeft pas de juiste cijfers opgeleverd. Zij hebben onder plaatselijke verdoving metalen plaatjes aangebracht op alle processus spinosus van de thoracale en lumbale wervelkolom, zodat met behulp van gevoelige elektronische apparatuur de hoekverplaatsing gemeten kon worden. Op deze wijze hebben zij de rotatie van de thoracolumbale wervelkolom kunnen meten tijdens het lopen (figuur 3.70) en de totale rotatieuitslag in zit en in stand (figuur 3.71).
In figuur 3.70 is af te lezen dat tijdens het lopen de discus Th7-Th8 op zijn plaats blijft (linkerkant van de grafiek), terwijl de rotatie tussen twee aangrenzende wervels op dat niveau maximaal is (rechterkant van de grafiek). De rotatieuitslag is dus het grootst in de buurt van deze 'as', neemt regelmatig af naar boven en naar beneden, en is zeer gering ter hoogte van de lumbale wervelkolom ($0,3°$) en het bovenste deel van de thoracale wervelkolom ($0,6°$). De rotatie van de lumbale wervelkolom is dus tweemaal zo klein als in de minst beweeglijke delen van de thoracale wervelkolom. De anatomische redenen van deze beperking zijn al eerder duidelijk geworden.

Vervolgens hebben Gregersen en Lucas de totale maximale rotatie naar links en naar rechts bestudeerd (figuur 3.71) en hebben een klein verschil gevonden tussen de metingen in zit en in stand. In zit is de uitslag kleiner, omdat in die positie het bekken minder bewegingsvrijheid heeft door de anteflexie in de heupen. De totale rotatie naar links en rechts is in de lumbale wervelkolom als geheel slechts $10°$; dat is $5°$ naar iedere kant en gemiddeld $1°$ rotatie op ieder niveau.
In de thoracale wervelkolom is de rotatie een stuk groter, met een totale uitslag naar links en rechts van $(85 - 10 =) 75°$, dus $37°$ naar iedere kant en gemiddeld $3°$ per niveau. Ondanks de aanwezigheid van de borstkas is de rotatie in de thoracale wervelkolom dus viermaal zo groot als in de lumbale wervelkolom (daar wordt later op teruggekomen).
De totale rotatie naar links en rechts is in zit en in stand ongeveer gelijk. Er zijn alleen verschillen in het verloop van deze twee grafieken: er zijn vier omslagpunten te zien waar de rotatie in stand een stuk groter is dan die in zit.

In de praktijk is het evenwel niet mogelijk om plaatjes op de processus spinosi te zetten met als doel de rotatie van de thoracolumbale wervelkolom te meten. Daarom worden in het algemeen oude klinische methoden gebruikt. Hierbij wordt een zittend persoon gevraagd van de ene kant naar de andere kant te draaien en tegelijkertijd de schouderlijn ten opzichte van de borstkas stabiel te houden. Gemeten wordt de hoek tussen schouderlijn en het frontale (figuur 3.72). Die is 15 tot $20°$, maar dat is niet de maximale uitslag van unilaterale rotatie, die volgens Gregersen en Lucas in de buurt van $45°$ ligt. Een praktisch middel om de schoudergordel ten opzichte van de borstkas te fixeren is een bezemsteel horizontaal aan de achterkant ter hoogte van de schouderbladen houden en daar de armen overheen laten leggen. De bezemsteel stelt dan de schouderlijn voor.

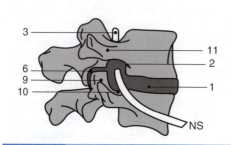

Figuur 3.73

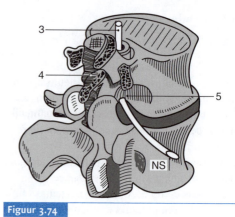

Figuur 3.74

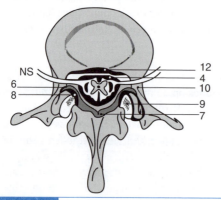

Figuur 3.75

3.24 HET FORAMEN INTERVERTEBRALE EN DE RADIXOPENING

Het is onmogelijk dit functioneel anatomische hoofdstuk van de lumbale wervelkolom te besluiten zonder enige opmerkingen te maken over de pathofysiologie van de radices, die in dit deel van de wervelkolom zeer veel voorkomt.

Enige anatomische kennis is noodzakelijk om het mechanisme van de aandoeningen van de radices te begrijpen. In een zijaanzicht (figuur 3.73) is getekend hoe een n. spinalis (NS) de canalis vertebralis verlaat via het foramen intervertebrale (2). Dat wordt aan de voorkant begrensd door de achterkant van de discus intervertebralis (1) en het aangrenzende deel van de corpora vertebrae, aan de onderkant door de pediculus van de eronder gelegen wervel (10), aan de bovenkant door de pediculus van de erboven gelegen wervel (11) en aan de achterkant door de intervertebrale gewrichten (9). Die laatste worden bedekt door een kapsel en het laterale deel van het lig. flavum (6).

In het foramen intervertebrale doorboort de n. spinalis de dura mater. In een ruimtelijke tekening (figuur 3.74) is te zien hoe de n. spinalis (3) eerst binnen de dura mater (4) ligt, vervolgens de binnenwand daarvan nadert en die ten slotte ter hoogte van de radixopening (5) doorboort. Dit is een gefixeerd punt, waarlangs de n. spinalis (NS) moet passeren en waar hij door de dura mater op zijn plaats wordt gehouden.

Op een bovenaanzicht (figuur 3.75) zijn al deze relaties tussen de neuraxis en de canalis vertebralis terug te vinden. Het ruggenmerg, omgeven door dura mater (4), bevindt zich in de canalis vertebralis, aan de voorkant begrensd door het lig. longitudinale posterius (12) en aan de achterkant door het lig. flavum (7). De voorkant van de intervertebrale gewrichten (9) wordt bedekt door een kapsel, dat versterkt wordt door een ligament (8), dat weer versterkt wordt door een laterale voortzetting van het lig. flavum (6). Dit ligament bedekt het kapsel en loopt door tot het foramen intervertebrale. De n. spinalis, rustend op de pediculus van de eronder gelegen wervel (10), passeert zo een nauwe tunnel tussen de discus en het lig. longitudinale posterius aan de voorkant en het intervertebrale gewricht en een voortzetting van het lig. flavum aan de achterkant.

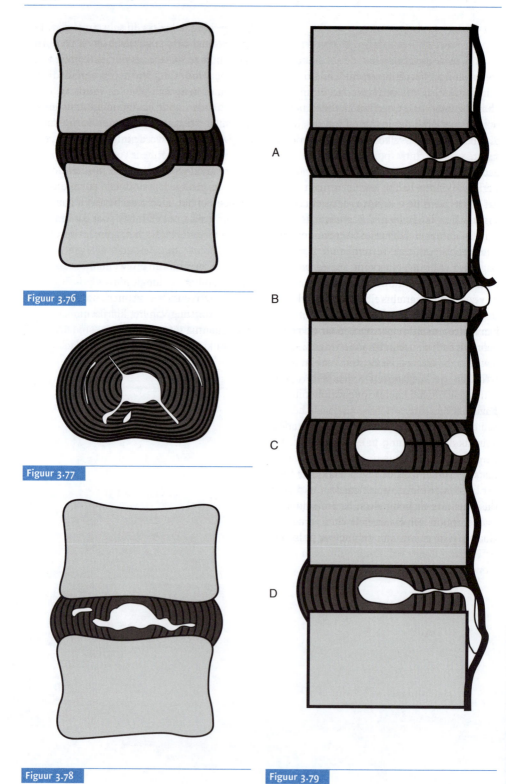

Figuur 3.76

Figuur 3.77

Figuur 3.78

Figuur 3.79

3.25 VERSCHILLENDE SOORTEN HERNIAE VAN DE DISCUS

Bij druk in de asrichting kan de substantie van de nucleus pulposus in verschillende richtingen wegvloeien. Als de vezels van de anulus fibrosus voldoende weerstand hebben, kan een te grote druk het instorten van de sluitplaten van de wervels veroorzaken. Dan is er sprake van een 'intraspongieuze hernia' (figuur 3.76).

Onderzoekingen hebben echter aangetoond dat bij de mens de vezels van de anulus fibrosus vanaf 25-jarige leeftijd beginnen te degenereren en dat er scheurtjes kunnen ontstaan in de vezels tussen de verschillende lagen. Daardoor vloeit de substantie van de nucleus pulposus bij druk in de asrichting dwars door de vezels van de anulus fibrosus weg (figuur 3.77). De substantie van de nucleus pulposus kan concentrisch wegvloeien, maar vaker gebeurt dit radiaal. De substantie vloeit zeer zelden naar ventraal weg, maar vaak in dorsolaterale richting (figuur 3.78).

Uiteindelijk kan de substantie van de nucleus pulposus de achterrand van de discus bereiken en onder het lig. longitudinale posterius terechtkomen (figuur 3.79). In het begin, als alle substantie nog aan de nucleus pulposus vastzit, kan het worden tegengehouden door het lig. longitudinale posterius (A). In dit geval is het nog mogelijk de substantie door tractie van de wervels weer te laten terugvloeien in de ruimte van de nucleus pulposus.

Maar heel vaak breekt de substantie door het lig. longitudinale posterius heen (B) en kan dan vrij in de canalis vertebralis komen te liggen. Dit wordt de 'vrije' hernia van de discus genoemd. In andere gevallen wordt het tegengehouden door het lig. longitudinale posterius (C), en wanneer de vezels van de anulus fibrosus erachter weer gesloten worden, is er geen mogelijkheid meer voor terugkeer. In andere gevallen kan de substantie na de voorkant van het lig. longitudinale posterius te hebben bereikt, zich naar boven of naar beneden verplaatsen (D). Het gaat dan om een hernia die zich onder het ligament verplaatst.

Als de hernia van de discus de voorkant van het lig. longitudinale posterius bereikt en de zenuwvezels van het ligament op spanning komen, ontstaan lagerugklachten of spit.
Als de hernia uiteindelijk de n. spinalis samendrukt, ontstaan zenuwwortelklachten.

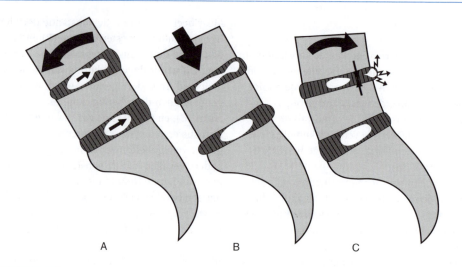

Figuur 3.80

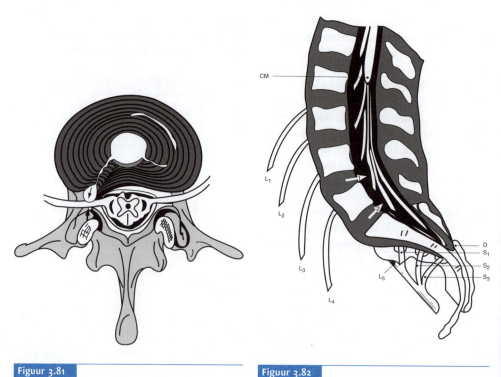

Figuur 3.81

Figuur 3.82

3.26 HERNIA VAN DE DISCUS EN COMPRESSIE VAN DE ZENUWWORTEL

Er worden drie fasen onderscheiden bij het onstaan van een hernia van de discus (figuur 3.80). Vooropgesteld wordt dat een hernia alleen plaatsvindt als de discus reeds beschadigd is door herhaalde microtraumata en als de vezels van de anulus fibrosus begonnen zijn te degenereren. Een hernia ontstaat in het algemeen tijdens het tillen van een last met naar voren gebogen romp. In de eerste fase (A) wordt door flexie van de romp de discus aan de voorkant lager en de ruimte tussen de wervels aan de achterkant groter. De substantie van de nucleus pulposus wordt naar achteren geduwd, door de reeds aanwezige scheurtjes van de anulus fibrosus heen. In de tweede fase (B) maakt de verhoogde asdruk bij het begin van het tillen de discus intervertebralis kapot, waardoor de substantie van de nucleus pulposus met kracht naar achteren geduwd wordt, tot aan het lig. longitudinale posterius. In de derde fase (C), als de romp weer vrijwel rechtop is, wordt de weg waarlangs de substantie ontsnapt is, gesloten onder druk van de sluitplaten van de wervels en de hernia blijft tegen het lig. longitudinale posterius aan liggen. Op dat moment ontstaat een hevige pijn in de lendenen, die gewoonlijk lagerugpijn of spit genoemd wordt.
Dit is de eerste fase van ischialgie. Deze in het begin heftige lagerugpijn kan spontaan weer afnemen, maar bij herhaling van deze omstandigheden wordt het volume van de hernia groter en wordt de hernia verder naar de canalis vertebralis geduwd. Dan kan hij in contact komen met een van de nn. spinales, vaak een van de zenuwwortels van de n. ischiadicus (figuur 3.81). In het algemeen verschijnt de hernia van de discus in het dorsolaterale deel van de discus op de plaats waar het lig. longitudinale posterius het dunst is. Hierdoor wordt de zenuwwortel van de n. ischiadicus weggedrukt tot hij tegengehouden wordt door de achterwand van het foramen intervertebrale, dus het intervertebrale gewricht, versterkt door het kapsel, het lig. anterius en het laterale deel van het lig. flavum. Vanaf dit moment veroorzaakt de samengedrukte zenuwwortel pijn in het gebied van deze zenuwwortel en later zelfs reflexstoornissen, zoals afwezigheid van de achillespeesreflex doordat de wortel van S1 samengedrukt is, en daarna motorische stoornissen, zoals bij ischias.

De klinische symptomen zijn afhankelijk van het niveau waarop de hernia van de discus en de samengedrukte zenuwwortel voorkomen (figuur 3.82). Ter hoogte van L4-L5 (1) wordt de vijfde lumbale zenuwwortel samengedrukt (L5) en de bijhorende klachten strekken zich uit over de dorsolaterale kant van de dij, de knie, de laterale kant van de kuit, de dorsolaterale kant van de enkel en de dorsale kant van de voet tot de grote teen. Als de hernia ontstaat ter hoogte van L5-S1 (2), wordt de wortel van de eerste sacrale wervel samengedrukt (S1) en de klachten betreffen dan de dorsale kant van de dij, de knie, de kuit, de hiel en de laterale kant van de voet tot aan de vijfde teen. Dit gaat echter niet altijd op, daar bij een hernia van de discus L4-L5, die dichter bij de mediaanlijn zit, gelijktijdig L5 en S1 samengedrukt kunnen worden of soms zelfs alleen S1. Als het chirurgisch onderzoek zich beperkt tot de ruimte L5-S1, omdat de klachten horen bij het wortelgebied van S1, bestaat het risico dat een laesie die een niveau hoger ligt niet wordt onderkend.

Op de dwarse doorsnede (figuur 3.81) is het ruggenmerg te zien, maar de sagittale doorsnede (figuur 3.82) laat zien dat de conus medullaris (CM) eindigt ter hoogte van de tweede lumbale wervel. Caudaal daarvan bevinden zich alleen de zenuwwortels die, omgeven door dura mater, de cauda equina vormen en twee aan twee uittreden door de foramina intervertebralia op ieder niveau. Ter hoogte van L4-L5 bevinden zich nog vier paar zenuwwortels, omgeven door dura mater. Ter hoogte van L5-S1 zijn de twee zenuwwortels van L5 uitgetreden en bevinden zich slechts drie paar zenuwwortels binnen de dura. De dura mater (D) eindigt ter hoogte van de derde sacrale wervel.

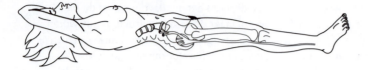

Figuur 3.83

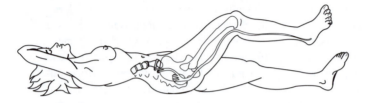

Figuur 3.84

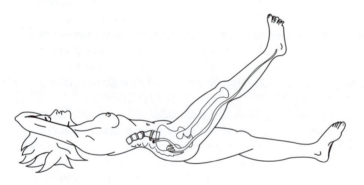

Figuur 3.85

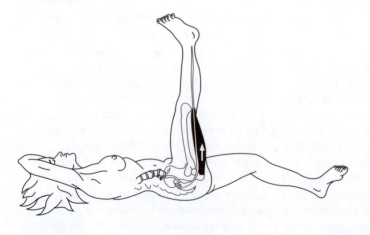

Figuur 3.86

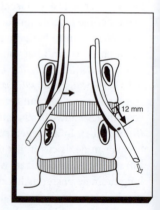

Figuur 3.87

3.27 HET TEKEN VAN LASÈGUE

Het teken van Lasègue bestaat uit pijn veroorzaakt door rek van de n. ischiadicus of een van zijn wortels. Het kan in rugligging worden opgewekt door het gestrekte been geleidelijk en langzaam te heffen. De pijn is vergelijkbaar met de pijn die door ischias wordt opgewekt, dat wil zeggen in het gebied van de aangedane zenuwwortel.

Onderzoek van Charnley heeft aangetoond dat de zenuwwortels zich vrij kunnen verplaatsen in de foramina intervertebralia en dat bij het heffen van het been met gestrekte knie de zenuwwortels een stukje uit het foramen intervertebrale worden getrokken, wat ter hoogte van de vijfde lumbale zenuwwortel 12 mm kan bedragen (figuur 3.87).

Het teken van Lasègue kan als volgt worden geïnterpreteerd.
In rugligging waarbij de benen op het steunvlak rusten (figuur 3.83), zijn de n. ischiadicus en de wortels ervan volkomen ontspannen.
Bij heffen van het been met gebogen knie (figuur 3.84) zijn de n. ischiadicus en de wortels ervan nog steeds ontspannen.
Als de knie gestrekt wordt of het been geleidelijk geheven wordt met gestrekte knie (figuur 3.85), moet de n. ischiadicus over een groter traject gaan lopen, waardoor de spanning toeneemt. Bij een gezond persoon kunnen de zenuwwortels zich vrij in de foramina intervertebralia verplaatsen en is deze beweging absoluut niet pijnlijk. Alleen kan er, als het been vrijwel verticaal geheven is (figuur 3.86), aan de achterkant van de dij pijn ontstaan door rek van de ischiocrurale spiergroep. Dit wordt een vals teken van Lasègue genoemd.
Als echter een van de zenuwwortels vastzit in het foramen intervertebrale of als hij over een langer traject moet lopen vanwege een hernia van een discus, wordt het op spanning brengen pijnlijk bij het heffen van het been. Dit is het echte teken van Lasègue, dat in het algemeen bij minder dan 60° anteflexie ontstaat. In feite is er boven de 60° geen sprake meer van het teken van Lasègue, daar de spanning van de n. ischiadicus bij 60° maximaal is. De pijn kan dus opgewekt worden bij 10, 15, 20 of 30° heffen van het been, en dit is tegelijkertijd een kwantitatieve maat voor het teken van Lasègue.

> Let op: bij geforceerde heffing van het gestrekte been is de tractiekracht op de zenuwwortels 30 N. De tractieweerstand van deze wortels is 32 N. Als een van de wortels vastzit of relatief verkort is door een hernia van de discus, kan een ruwe beweging een scheur van de axonen in de zenuwwortel veroorzaken. Dit kan een paralyse tot gevolg hebben, die meestal tijdelijk is maar soms lange tijd nodig heeft om te herstellen. Om dit te voorkomen zijn twee voorzorgsmaatregelen mogelijk.
> - Voer de beweging altijd zeer rustig en voorzichtig uit en stop met het heffen van het been op het moment dat de pijn begint.
> - Voer de beweging nooit onder algemene verdoving uit, omdat de beweging dan niet gestopt kan worden bij pijn. Dit kan gebeuren als de patiënt wordt klaargelegd voor een hernia-operatie, in buikligging met anteflexie van de heupen en gestrekte knieën. De chirurg moet zijn patiënt daarom persoonlijk klaarleggen en ervoor zorgen dat de anteflexie van de heupen met gebogen knieën plaatsvindt, waardoor de n. ischiadicus ontspant en de vastzittende zenuwwortel heel blijft.

4 De thoracale wervelkolom en de ademhaling

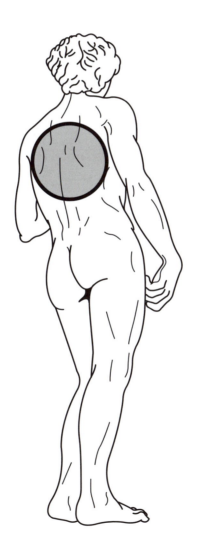

Bewegingsleer Deel III De romp en wervelkolom

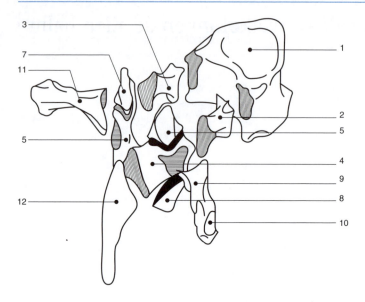

Figuur 4.1

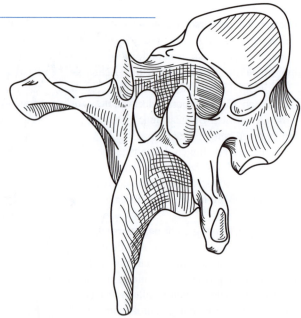

Figuur 4.2

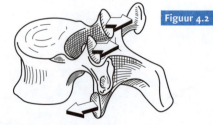

Figuur 4.3

4.1 DE THORACALE WERVELS, IN HET BIJZONDER DE TWAALFDE THORACALE WERVEL

Een thoracale wervel (figuur 4.1) bestaat uit dezelfde delen als een lumbale wervel. Er zijn echter belangrijke morfologische en functionele verschillen.

Op een constructietekening waarbij de delen uit elkaar gehaald zijn (figuur 4.2) is ten eerste het corpus vertebrae (1) te zien, waarvan de dwarse doorsnede vrijwel gelijk is aan de voor-achterwaartse doorsnede. Het is relatief hoger dan het corpus van de lumbale wervels. De ventrale en de laterale kant zijn erg uitgehold. Op het dorsolaterale deel van de sluitplaten van de wervels zit een ovaal gewrichtsvlak, schuin gelegen en met kraakbeen bedekt: dit is de fovea costalis, die nog aan de orde komt bij de behandeling van de costovertebrale gewrichten. Op de dorsolaterale delen van het corpus vertebrae zitten de twee pediculi (2 en 3) vast. De fovea costalis superior loopt vaak door op de wortel van de pediculus. Achter de pediculi zijn de laminae arcus vertebrae (4 en 5) te vinden, die het grootste deel van de arcus vertebrae vormen. Deze laminae zijn hoger dan ze breed zijn, en de laminae van de verschillende wervels liggen dakpansgewijs op elkaar. Op de bovenrand zitten vlak bij de pediculi de processus articulares superiores (6 en 7). Die hebben ovale gewrichtsvlakjes, zijn vlak of in dwarse richting licht convex, met kraakbeen bekleed, gericht naar dorsaal, enigszins craniaal en lateraal. Aan de onderkant van de laminae zitten, eveneens dicht bij de pediculi, de processus articulares inferiores, waarvan in deze tekening alleen de rechter (8) te zien is. Deze hebben aan de voorkant een ovaal gewrichtsvlak, vlak of in dwarse richting licht concaaf, gericht naar ventraal, mediaal en enigszins caudaal. Deze vlakjes articuleren met de processus articulares superiores van de eronder gelegen wervel. Op de verbinding tussen de laminae en de pediculi, ter hoogte van de processus articulares, zitten de processus transversi (9 en 11). Die zijn naar lateraal en enigszins dorsaal gericht, en hebben een licht verdikt uiteinde dat aan de voorkant een klein gewrichtsvlakje draagt, de fovea costalis transversalis genoemd (10), dat articuleert met het tuberculum costae. De twee laminae zijn verbonden ter hoogte van de mediaanlijn en vormen de grote, lange processus spinosus (12), gericht voornamelijk naar caudaal en verder naar dorsaal, met op de top slechts een klein knobbeltje.

De laatste thorale wervel (Th12), de overgangswervel met de lumbale wervelkolom, heeft bepaalde bijzonderheden (figuur 4.3).

- Het corpus vertebrae bezit slechts twee gewrichtsvlakjes voor de ribben, namelijk alleen op het dorsolaterale deel van de bovenste sluitplaat.
- Terwijl de processus articulares superiores net als die van alle thoracale wervels gericht zijn naar dorsaal, enigszins craniaal en naar lateraal, moeten de facies articulares inferiores passen op de facies articulares superiores van de eerste lumbale wervel. Ze zijn dus net zo gericht als de facies articulares inferiores van al de lumbale wervels, dat wil zeggen naar lateraal en ventraal, en ze zijn in dwarse richting iets convex volgens de omtrek van een cilinder, waarvan de as bij benadering ter hoogte van het begin van de processus spinosus gelegen is.

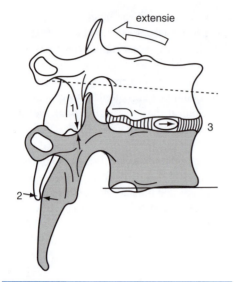

Figuur 4.4

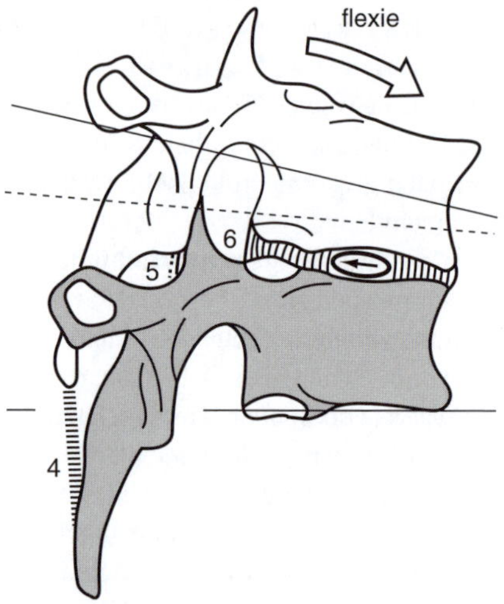

Figuur 4.5

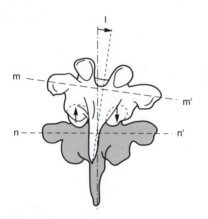

Figuur 4.6

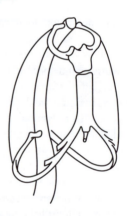

Figuur 4.7

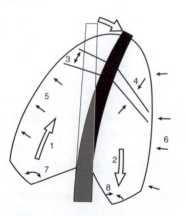

Figuur 4.8

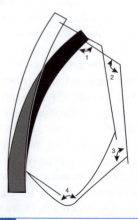

Figuur 4.9

4.2 FLEXIE, EXTENSIE EN LATEROFLEXIE VAN DE THORACALE WERVELKOLOM

De extensiebeweging tussen twee thoracale wervels (figuur 4.4) gaat gepaard met een verplaatsing van het corpus vertebrae van de bovenliggende wervel naar achteren. Tegelijkertijd wordt de discus intervertebralis aan de achterkant samengedrukt en aan de voorkant hoger, waardoor net als bij de lumbale wervelkolom de nucleus pulposus naar voren geduwd wordt. De extensiebeweging wordt beperkt doordat de processus articulares (1) en de processus spinosi (2) tegen elkaar stoten. De processus spinosi, die voornamelijk naar beneden en verder naar dorsaal gericht zijn, hebben al bijna contact. Tevens komt het lig. longitudinale anterius (3) op spanning, terwijl het lig. longitudinale posterius, de ligg. flava en de ligg. interspinalia ontspannen.

Omgekeerd gaat de flexiebeweging tussen twee thoracale wervels (figuur 4.5) gepaard met het groter worden van de ruimte tussen de wervels aan de achterkant en een verplaatsing van de nucleus pulposus naar dorsaal. De gewrichtsvlakjes van de processus articulares verschuiven hierbij naar boven en de processus articulares inferiores van de bovenliggende wervel hebben de neiging om aan de bovenkant van de processus articulares superiores van de onderliggende wervel uit te steken. De flexiebeweging wordt beperkt door de spanning van het lig. interspinale (4), de ligg. flava, het kapsel van de intervertebrale gewrichten (5) en het lig. longitudinale posterius (6). Het lig. longitudinale anterius daarentegen wordt ontspannen.

De lateroflexiebeweging van twee thoracale wervels (figuur 4.6, achteraanzicht) gaat gepaard met een asymmetrische verplaatsing ter hoogte van de intervertebrale gewrichten: aan de convexe kant verplaatsen de gewrichtsvlakjes zich net als bij flexie, dus naar craniaal, en aan de concave kant verplaatsen de gewrichtsvlakjes zich net als bij extensie, dus naar caudaal. De lijn door de processus transversi (m-m') vormt met de lijn door de processus transversi van de eronderliggende wervel (n-n') een hoek die gelijk is aan de lateroflexiehoek (l). De beweging wordt beperkt door botgeleiding van de processus articulares aan de concave kant en door de spanning van het lig. flavum en het lig. intertransversarium aan de convexe kant.

> Het is echter onvoldoende om alleen naar de bewegingen van de thoracale wervels zelf te kijken. In feite articuleert de thoracale wervelkolom met de borstkas (figuur 4.7) en alle benige, kraakbenige en gewrichtscomponenten hiervan zijn van belang voor de richting en de beperking van de afzonderlijke bewegingen van de wervelkolom. De geïsoleerde thoracale wervelkolom van een kadaver bijvoorbeeld heeft een veel grotere beweeglijkheid dan de thoracale wervelkolom die nog verbonden is met de borstkas. Daarom moeten de veranderingen in de borstkas in samenhang met de bewegingen van de thoracale wervelkolom worden bestudeerd.

Bij lateroflexie van de thoracale wervelkolom (figuur 4.8) wordt aan de convexe kant van de wervelkolom de borstkas geheven (1), de intercostale ruimten worden groter (3), de borstkas wordt wijder (5) en de chondrocostale hoek van de tiende rib (7) heeft de neiging groter te worden. Aan de concave kant van de kromming van de wervelkolom worden de omgekeerde verschijnselen waargenomen: de borstkas daalt (2) en wordt smaller (6) terwijl de intercostale ruimten kleiner worden (4), evenals de chondrocostale hoek (8).

Bij flexie van de thoracale wervelkolom (figuur 4.9) worden alle hoeken, waar de verschillende delen van de borstkas met elkaar en met de wervelkolom articuleren, groter: de costovertebrale hoek (1), de bovenste (2) en onderste sternocostale hoek (3) en de chondrocostale hoek (4). Omgekeerd worden al deze hoeken bij de extensiebeweging kleiner.

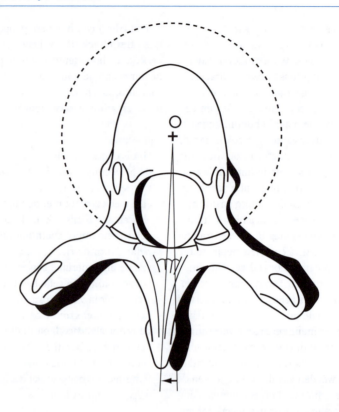

Figuur 4.10

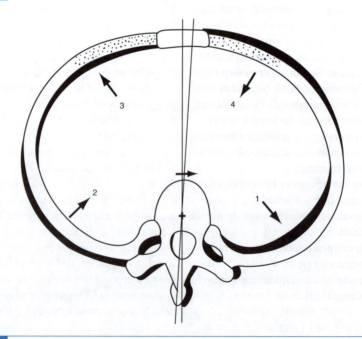

Figuur 4.11

4.3 ROTATIE VAN DE THORACALE WERVELKOLOM

Hoe vindt in de thoracale wervelkolom rotatie van de ene wervel ten opzichte van de andere plaats? Die rotatie verloopt heel anders dan in de lumbale wervelkolom, doordat de intervertebrale gewrichten een heel andere ligging hebben (figuur 4.10). Ze maken ook deel uit van een cilindermantel, maar de as van deze cilinder bevindt zich vrijwel in het midden van de corpora vertebrae (O). Bij rotatie van de ene wervel ten opzichte van de andere gaat het verschuiven van de gewrichtsvlakjes op de processus articulares gepaard met een rotatie van het ene corpus vertebrae ten opzichte van het andere om hun gemeenschappelijke as. Hierbij treedt dus een torsie van de discus intervertebralis op en geen verschuiving zoals in de lumbale wervelkolom. De torsie van de discus kan veel groter zijn dan de verschuiving: tussen twee thoracale wervels kan minstens driemaal zoveel rotatie plaatsvinden als tussen twee lumbale wervels.

Deze rotatie zou nog veel groter zijn als de thoracale wervelkolom niet nauw verbonden was met de benige borstkas. In feite beweegt met iedere wervel het corresponderende paar ribben mee (figuur 4.11), maar het verschuiven van het ene paar ribben ten opzichte van het andere wordt beperkt door de aanwezigheid van het borstbeen, waarmee alle ribben door middel van het ribkraakbeen verbonden zijn. Rotatie van een wervel gaat dus gepaard met vervorming van het paar ribben dat ermee verbonden is vanwege de elasticiteit van de ribben, vooral van het kraakbeen. Het gaat om de volgende vervormingen:

- versterking van de concaviteit van de ribben homolateraal (1);
- afvlakking van de concaviteit van de ribben heterolateraal (2);
- vergroting van de chondrocostale concaviteit heterolateraal (3);
- afvlakking van de chondrocostale concaviteit homolateraal (4).

Tijdens de beweging werken op het borstbeen dus schuifkrachten en daardoor heeft het borstbeen de neiging om een stand schuin van boven naar beneden in te nemen om de rotatie van de corpora vertebrae te volgen. De schuinstand is echter zeer gering en in de praktijk niet klinisch waarneembaar. Ook op röntgenfoto's is het heel moeilijk te bewijzen, daar de ribben boven elkaar liggen.

De mechanische weerstand van de borstkas beperkt de uitslag van de bewegingen van de thoracale wervelkolom dus aanzienlijk. Als de borstkas, zoals bij jonge mensen, nog heel beweeglijk is, zijn de bewegingen van de thoracale wervelkolom veel ruimer. Maar als op oudere leeftijd het kraakbeen van de ribben verbeent en de chondrocostale elasticiteit afneemt, vormt de borstkas een vrijwel stijf blok en neemt de uitslag van de bewegingen evenredig af.

Bewegingsleer Deel III De romp en wervelkolom

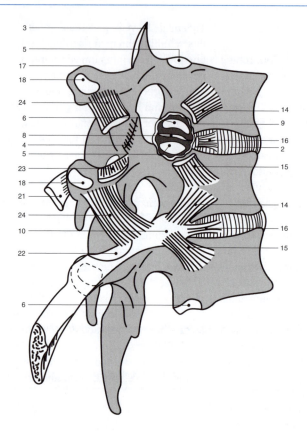

Figuur 4.12

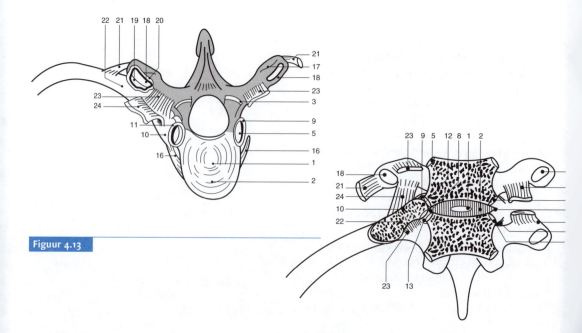

Figuur 4.13

Figuur 4.14

4.4 DE COSTOVERTEBRALE GEWRICHTEN

Op ieder niveau van de thoracale wervelkolom articuleert een paar ribben door middel van twee gewrichten per rib met de wervels: de art. capitis costae tussen het caput costae en de discus intervertebralis en de corpora vertebrae, en de art. costotransversaria tussen het tuberculum costae en de processus transversus van de onderliggende wervel.

Op een zijaanzicht (figuur 4.12) is een van de ribben verwijderd en zijn verschillende ligamenten doorgesneden, zodat de gewrichtsvlakken op de wervelkolom zichtbaar zijn. Een niveau lager is de rib met zijn ligamenten intact gelaten. Op een bovenaanzicht (figuur 4.13) is de rib aan de rechterkant intact gelaten, maar zijn de gewrichten geopend. Aan de linkerkant is de rib verwijderd en zijn de ligamenten doorgesneden. Dat geldt ook voor de verticale doorsnede (figuur 4.14). Op deze figuren zijn ook details van de discus intervertebralis met de nucleus pulposus (1) en de anulus fibrosus (2), de intervertebrale gewrichten met hun gewrichtsvlakken (3), hun kapsel (4) en het tuberculum transversale (17) getekend.

De art. capitis costae (10 en 11) is een tweekamerig synoviaal gewricht. Op de wervels bevinden zich twee gewrichtsvlakjes voor de ribben: het ene op de bovenrand van de onderliggende wervel (5), het andere op de onderrand van de bovenliggende wervel (6). Ze vormen een hoek met elkaar, goed zichtbaar op figuur 4.14, waarvan de basis bestaat uit de anulus fibrosus van de discus intervertebralis. De ermee corresponderende gewrichtsvlakken van het caput costae (12) zijn licht convex en vormen een hoek met elkaar, die precies past in die van de gewrichtsvlakjes van de wervels. Een lig. intra-articulare (8) zit vast aan het uiteinde van het caput costae tussen de twee gewrichtsvlakken en aan de discus intervertebralis en scheidt dit gewricht, omgeven door een gewrichtskapsel (9), in twee gewrichtsholten: een bovenste en een onderste (13). De art. capitis costae wordt versterkt door het lig. capitis costae radiatum, waarin drie bundels te onderscheiden zijn: een bovenste (14) en een onderste bundel (15) die op de corpora van de aangrenzende wervels vastzitten, en een middelste bundel (16) die op de anulus fibrosus (2) van de discus intervertebralis vastzit.

De art. costotransversaria is ook een synoviaal gewricht, met twee ovale gewrichtsvlakjes: het ene op het uiteinde van de processus transversus (18) en het andere op het tuberculum costae (19). De art. costotransversaria wordt omgeven door een kapsel (20) en wordt vooral door drie ligg. costotransversaria versterkt. Het lig. costotransversarium (23) is heel kort en zeer sterk, en loopt van de processus transversus naar de achterkant van het collum costae (22). Het lig. costotransversarium laterale (21) is een rechthoekig ligament van 11,5 cm lang en 1 cm breed, en loopt van het uiteinde van de processus transversus naar het laterale deel van het tuberculum costae. Het lig. costotransversarium superius (24) is heel dik, zeer sterk, plat, vierzijdig, 0,8 cm breed en 1 cm lang, en loopt van de onderrand van de processus transversus naar de bovenrand van het collum van de onderliggende rib. Er wordt ook nog een lig. costotransversarium inferius beschreven, dat aan de onderkant van de art. costotransversaria ligt.

Een rib articuleert dus door middel van twee synoviale gewrichten met de wervelkolom: een art. simplex, de art. costotransversaria, en een tweekamerig, steviger gebouwd gewricht, de art. capitis costae. Deze twee gewrichten worden door sterke ligamenten versterkt.

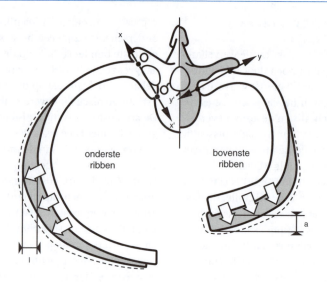

Figuur 4.15

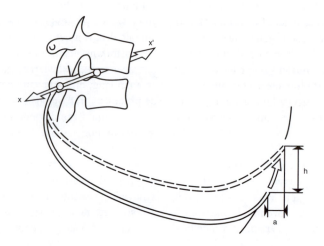

Figuur 4.16

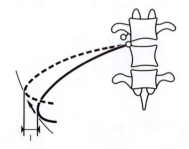

Figuur 4.17

4.5 BEWEGINGEN VAN DE RIBBEN IN DE COSTOVERTEBRALE GEWRICHTEN

De art. capitis costae en de art. costotransversaria vormen een koppel van gewrichten die mechanisch verbonden zijn (figuur 4.15). De gemeenschappelijke beweging hiervan kan slechts rotatie zijn om een as door de beide middelpunten van deze gewrichten. De as XX′ is dus te beschrijven als een lijn die het middelpunt O van de art. costotransversaria met het middelpunt O′ van de art. capitis costae verbindt. Hij dient als scharnier voor de rib, die op deze wijze door middel van twee punten O en O′ aan de wervelkolom is 'opgehangen'.

Ter hoogte van de onderste ribben (links in de tekening) loopt as XX′ vrijwel in een sagittaal vlak, met als gevolg dat het heffen van de rib vooral een vergroting van de dwarse doorsnede van de borstkas (l) geeft. Als de rib om deze as roteert, beschrijft hij eigenlijk een cirkelboog om middelpunt O (figuur 4.16). Hij komt minder schuin te staan en gaat meer dwars lopen, waarbij zijn meest naar lateraal gelegen punt over afstand l naar lateraal verplaatst wordt. Dit stelt ook de toename van de dwarse doorsnede van de borstkas voor.

De bovenste ribben (rechts in figuur 4.15) articuleren om een vrijwel in een frontaal vlak gelegen as YY′. Het heffen van de rib geeft dan vooral een vergroting van de doorsnede van de borstkas in voor-achterwaartse richting (a). Als het voorste uiteinde van de rib over een hoogte h geheven wordt (figuur 4.16), beschrijft hij dus een cirkelboog waardoor hij tegelijkertijd over afstand a naar voren verplaatst.

Hieruit volgt dat bij het heffen van de ribben zowel de dwarse doorsnede van het onderste deel van de borstkas als de voor-achterwaartse doorsnede van het bovenste deel van de borstkas groter wordt. In het middelste deel van de borstkas, waar de as van de costovertebrale gewrichten ongeveer een hoek van 45° maakt, wordt de doorsnede zowel in dwarse richting als in voor-achterwaartse richting groter.

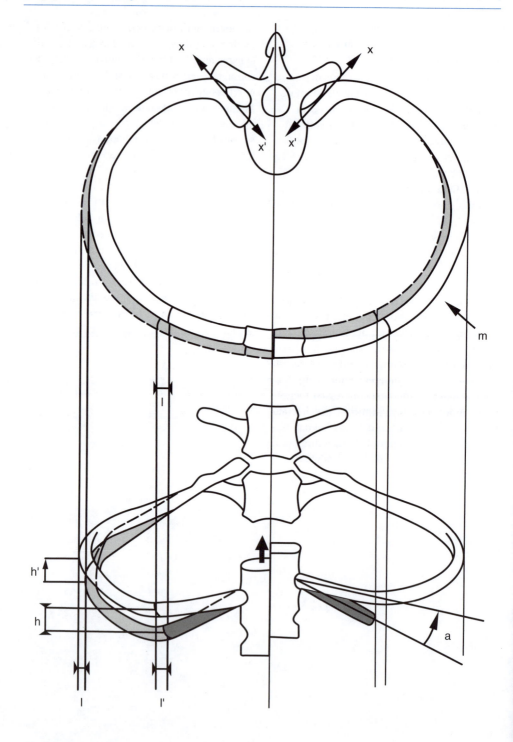

Figuur 4.18 en 4.19

4.6 BEWEGINGEN VAN HET RIBKRAAKBEEN EN VAN HET BORSTBEEN

Tot nu toe zijn alleen de beweging van de ribben in de artt. capitis costae en de artt. costotransversariae bekeken, maar er moet ook rekening gehouden worden met de bewegingen van de ribben ten opzichte van het borstbeen en het ribkraakbeen. Bij een vergelijking van de bewegingen van de ribben op een bovenaanzicht (figuur 4.18) en een vooraanzicht (figuur 4.19) blijkt dat als het meest laterale deel van de rib over een hoogte h' geheven wordt en over een afstand l van de lichaamsas af wordt verplaatst, het voorste uiteinde van de rib over een hoogte h wordt geheven en over een afstand l' van het symmetrievlak af wordt verplaatst, waarbij deze twee laatste maten iets groter zijn dan de eerste twee. Tegelijkertijd wordt het borstbeen geheven en krijgt het ribkraakbeen een meer horizontale richting. Het kraakbeen verplaatst over een hoek a en de hoekverplaatsing van het ribkraakbeen ten opzichte van het borstbeen vindt plaats in het chondrosternale gewricht. Tegelijkertijd vindt er nog een andere hoekverplaatsing plaats in de chondrocostale verbinding. Die wordt later behandeld.

Bij het heffen van de rib (figuur 4.18, rechterkant) ligt punt m, waar de doorsnede van de borstkas het sterkst vergroot wordt, het verst verwijderd van as XX'. Dit geometrische feit verklaart de verplaatsing van dit punt op de rib afhankelijk van de stand van as XX'.

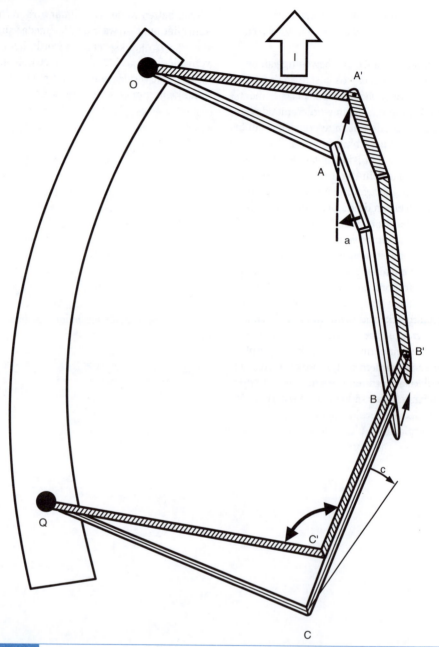

Figuur 4.20

4.7 VERVORMING VAN DE BORSTKAS IN HET SAGITTALE VLAK BIJ INADEMING

Aangenomen dat de wervelkolom tijdens de inademingsbeweging gefixeerd is (figuur 4.20), zijn aan de vervormbare vijfhoek tussen de wervelkolom, de eerste rib, het borstbeen, de tiende rib en zijn ribkraakbeen de volgende vervormingen waar te nemen.

Bij inademing (pijl I) wordt de eerste rib beweeglijk ten opzichte van de art. capitis costae (O) geheven, waarbij zijn voorste uiteinde cirkelboog AA' beschrijft. Deze heffing van de eerste rib leidt tot het heffen van het borstbeen van stand AB naar stand A'B'. Dit is geen evenwijdige verplaatsing, aangezien de voor-achterwaartse doorsnede van het bovenste deel van de borstkas groter dan die van het onderste deel. Hieruit volgt dat de hoek tussen het borstbeen en de verticaal (a) iets kleiner wordt en tegelijkertijd wordt de hoek OA'B' tussen de eerste rib en het borstbeen iets kleiner. De verkleining van de sternocostale hoek gaat gepaard met een rotatie in de lengterichting van het ribkraakbeen (zie figuur 4.59 en 4.60).

Ook de tiende rib voert een hefbeweging uit om zijn middelpunt (Q) en zijn voorste uiteinde beschrijft cirkelboog CC'. Tijdens deze beweging van de tiende rib en het borstbeen verplaatst het ribkraakbeen van de tiende rib van stand CB naar stand C'B', een vrijwel evenwijdige verplaatsing. Hieruit volgt een vergroting van de hoek bij C' met een waarde gelijk aan hoek c (merk op dat deze hoek c gelijk is aan hoek C'QC, de hoek waarover de tiende rib geheven wordt). Tegelijkertijd veroorzaakt het een lichte vergroting van hoek C'B'A', die overeenkomt met het gewricht tussen het ribkraakbeen van de tiende rib en het borstbeen. Ook hier wordt de vergroting van de hoek veroorzaakt door rotatie van het kraakbeen om de lengteas. Eenzelfde rotatie om de lengteas vindt plaats ter hoogte van het ribkraakbeen van alle ribben. Verderop wordt het nut hiervan duidelijk, bij de beschrijving van elasticiteit van de borstkas.

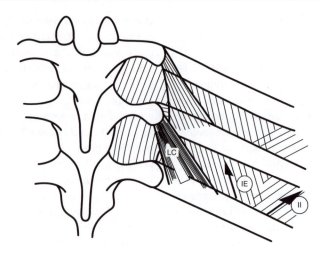

Figuur 4.21

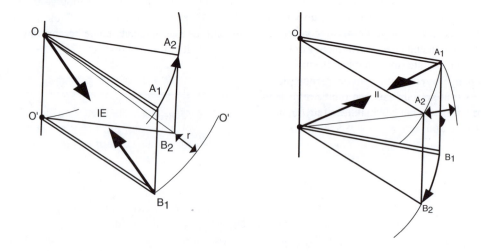

Figuur 4.22 **Figuur 4.23**

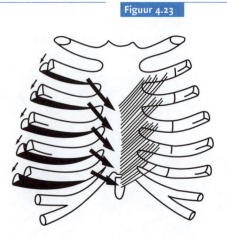

Figuur 4.24

4.8 DE WERKING VAN DE MM. INTERCOSTALES EN DE M. TRANSVERSUS THORACIS

Op een achteraanzicht van de borstkas en de wervelkolom (figuur 4.21) zijn drie groepen spiervezels te zien.
- De mm. levatores costarum (LC) ontspringen op de top van de processus transversus en insereren op de bovenrand van de onderliggende rib. Bij contractie heffen ze deze rib.
- De mm. intercostales externi (IE), waarvan de vezels schuin naar craniaal en mediaal lopen, hebben een richting evenwijdig aan die van de mm. levatores costarum. Deze mm. intercostales externi heffen de ribben, net als de mm. levatores costarum; het zijn dus inademingsspieren.
- De mm. intercostales interni (II), waarvan de vezels schuin naar craniaal en lateraal lopen, bewerkstelligen het dalen van de ribben en zorgen dus voor uitademing.

De werking van de mm. intercostales kan goed worden uitgelegd aan de hand van het schema van Hamberger. De werking van de mm. intercostales externi (figuur 4.22) wordt verklaard doordat hun vezelrichting gelijk is aan die van de lange diagonaal van parallellogram OO'BA, gevormd door de ribben, de wervelkolom en het borstbeen. Als de m. intercostalis externus (IE) contraheert, wordt deze diagonaal over een lengte r korter, waardoor het parallellogram vervormt en, aangenomen dat OO' gefixeerd is, A1 naar A2 roteert en B1 naar B2. Contractie van de mm. intercostales externi heeft dus het heffen van de ribben tot gevolg: het zijn inademingsspieren.

De werking van de mm. intercostales interni (figuur 4.23) wordt op dezelfde wijze verklaard, maar deze spier loopt evenwijdig aan de korte diagonaal van het parallellogram OO'BA. Als de m. intercostalis internus (II) contraheert, wordt deze diagonaal over een lengte r' korter, waardoor A1 naar A2 gebracht wordt en B1 naar B2, nog steeds aangenomen dat OO' gefixeerd is. Contractie van de mm. intercostales interni heeft dus het dalen van de ribben tot gevolg: het zijn uitademingsspieren.

> Nadat het schema bij de experimenten van Duchenne de Boulogne, waarbij elektriciteit opgewekt werd, als onjuist werd beoordeeld, wordt het schema van Hamburger tegenwoordig als correct beschouwd, gezien de resultaten uit elektromyografisch onderzoek.

De m. transversus thoracis is een spier die in het algemeen weinig bestudeerd is en die vaak vergeten wordt vanwege de ligging achter het borstbeen (figuur 4.24). De spier ligt geheel aan de achterkant van het borstbeen, en de vezels, die vastzitten aan het kraakbeen van de tweede tot en met de zesde rib, lopen schuin naar caudaal en mediaal. Contractie van de vijf bundels veroorzaakt het dalen van het ribkraakbeen van de ermee corresponderende ribben ten opzichte van het borstbeen. Uit het feit dat het ribkraakbeen bij inademing geheven wordt en bij uitademing daalt (zie figuur 4.19), is af te leiden dat de m. transversus thoracis een uitademingsspier is.

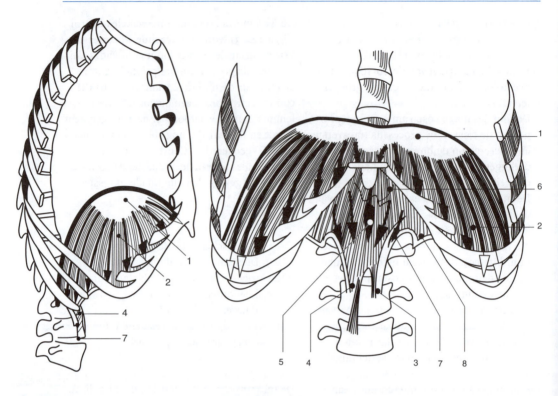

Figuur 4.25

Figuur 4.26

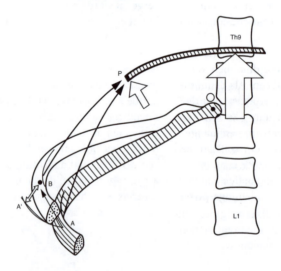

Figuur 4.27

4.9 HET DIAFRAGMA EN ZIJN WERKING

Het diafragma is een koepel van spier- en peesweefsel, die de onderste borstkasopening afsluit en de scheiding vormt tussen de borstholte en de buikholte. Op een zijaanzicht (figuur 4.25) daalt deze koepel dorsaal meer dan ventraal. Het hoogste punt wordt gevormd door het centrum tendineum (1). Vanaf dit centrum stralen de spiervezelbundels uit naar de omtrek van de onderste borstkasopening en insereren aan de binnenzijde van het ribkraakbeen, de uiteinden van de elfde en twaalfde rib, de bogen die de uiteinden van de laatste drie ribben verbinden en ten slotte aan de wervelkolom ter hoogte van de corpora vertebrae door middel van de crura (3 en 4), de boog over de m. psoas (7) en de boog over de m. quadratus lumborum (8). Dit is beter zichtbaar op figuur 4.26, een vooraanzicht waarop zowel de convexiteit van het diafragma als de concaviteit ter hoogte van de crura getekend zijn. Tevens zijn de openingen te zien waardoor de oesofagus (6, meer aan de bovenkant) en de aorta (5, meer aan de onderkant) passeren. Op deze figuren is de opening van de v. cava inferior niet zichtbaar.

Als de spiervezels van het diafragma contraheren, daalt het centrum tendineum. Op deze wijze wordt de verticale doorsnede van de borstkas groter en het diafragma is dus grofweg te vergelijken met de zuiger in een cilinder. Het dalen van het centrum tendineum wordt echter snel beperkt doordat delen van het mediastinum op spanning komen en vooral vanwege de aanwezigheid van de buikorganen. Vanaf dat punt (figuur 4.27) wordt het centrum tendineum gefixeerd (grote witte pijl) en gaan de spiervezels die vanaf de periferie van het centrum tendineum werken de onderste ribben heffen.

Als punt P als gefixeerd beschouwd wordt en de rib om middelpunt O roteert, beschrijft zijn uiteinde een cirkelboog AB terwijl de corresponderende spiervezel over afstand A'B verkort. Bij het heffen van de onderste ribben vergroot het diafragma de dwarse doorsnede van het onderste deel van de borstkas, maar heft tegelijkertijd door middel van het borstbeen de bovenste ribben en daardoor vergroot hij ook de voor-achterwaartse doorsnede.

> Het diafragma is dus een belangrijke ademhalingsspier, daar hij de drie doorsneden van de borstholte vergroot:
> - de verticale doorsnede door daling van het centrum tendineum;
> - de dwarse doorsnede door het heffen van de onderste ribben;
> - de voor-achterwaartse doorsnede door het heffen van de bovenste ribben door middel van het borstbeen.
>
> Hieruit is het belang van het diafragma voor de fysiologie van de ademhaling af te leiden.

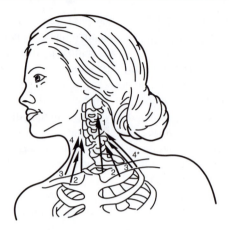

Figuur 4.28

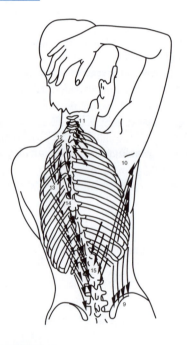

Figuur 4.29

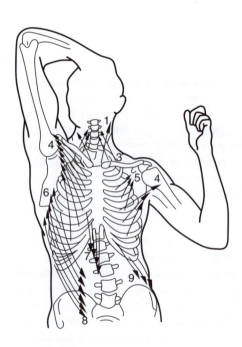

Figuur 4.30

4.10 DE ADEMHALINGSSPIEREN

Al eerder is gebleken dat de ademhalingsspieren in twee categorieën in te delen zijn: de inademingsspieren, die de ribben en het borstbeen heffen, en de uitademingsspieren, die de ribben en het borstbeen doen dalen. In elk van deze categorieën zijn twee groepen te onderscheiden: de primaire ademhalingsspieren en de hulpademhalingsspieren, waarvan de laatste alleen gebruikt worden bij uitzonderlijk diepe of krachtige ademhalingsbewegingen. De ademhalingsspieren zijn dus totaal in vier groepen te verdelen.

De eerste groep zijn de primaire inademingsspieren: de mm. intercostales externi, mm. levatores costarum en met name het diafragma.

De tweede groep wordt gevormd door de hulpinademingsspieren. In figuur 4.28 zijn de m. sternocleidomastoideus (1), de mm. scaleni anterior (2), medius (3) en posterior (4) te zien, die alleen meedoen bij de inademing indien de cervicale wervelkolom door de werking van andere spieren gefixeerd is. In figuur 4.29 zijn de m. pectoralis major (4) en de m. pectoralis minor (5) getekend, die meedoen bij gefixeerde schoudergordel en geabduceerde armen. Ook zijn hier de de onderste vezels van de m. serratus anterior (6), de m. sternocleidomastoideus (1), de m. scalenus anterior (2) en de m. scalenus medius (3) te zien. In figuur 4.30 is de m. latissimus dorsi (10) te zien, die meedoet bij in abductiestand gefixeerde armen. Verder zijn zichtbaar de m. serratus posterior superior (11) en de m. iliocostalis cervicis (12), die aan de bovenkant vastzit aan de processus transversi van de laatste vijf cervicale wervels en aan de onderkant aan de eerste zes ribben. De ligging hiervan lijkt sterk op die van de mm. levatores costarum.

De derde groep zijn de primaire uitademingsspieren, die slechts uit de mm. intercostales interni bestaat. Normaal gesproken is de uitademing een zuiver passief gebeuren door elasticiteit van de osteochondrale delen van de borstkas en het longparenchym. De voor de uitademing benodigde energie wordt tijdens inademing ontwikkeld door de inademingsspieren en opgeslagen door de elastische delen van de borstkas en de longen. Later komt de belangrijke rol die het ribkraakbeen hierbij vervult aan de orde. Ook dient te worden opgemerkt dat bij verticale stand de zwaartekracht een niet te verwaarlozen rol speelt, omdat de ribben alleen al door hun eigen gewicht dalen.

De vierde groep wordt gevormd door de hulpuitademingsspieren. Deze spieren zijn zeker niet onbelangrijk en heel krachtig, daar ze werken bij geforceerde uitademing en het verhogen van de intra-abdominale druk. In figuur 4.29 zijn de m. rectus abdominis (7), de m. obliquus externus abdominis (8) en de m. obliquus internus abdominis (9) getekend, die de onderste borstkasopening met kracht laten dalen. In het thoracolumbale gebied (figuur 4.30) bevinden zich nog andere hulpuitademingsspieren: de mm. iliocostales thoracis en lumborum (13), de m. longissimus thoracis (14), de m. serratus posterior inferior (15) en de m. quadratus lumborum (niet getekend).

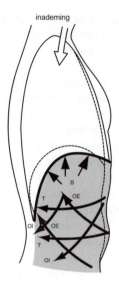

Figuur 4.31

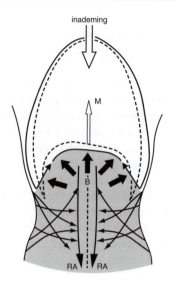

Figuur 4.32

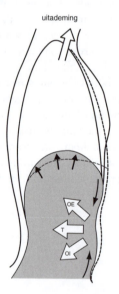

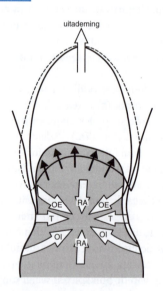

Figuur 4.34

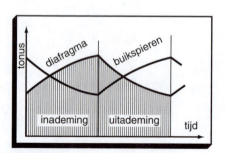

Figuur 4.35

4.11 ANTAGONISTISCHE EN SYNERGISTISCHE WERKING VAN DIAFRAGMA EN BUIKSPIEREN

Zoals gezegd, is het diafragma de voornaamste inademingsspier en zijn de buikspieren uiterst krachtige hulpuitademingsspieren, die werken bij geforceerde uitademing. Deze spieren lijken dus antagonisten te zijn, maar eigenlijk zijn het ook synergisten. De werking van het diafragma zou namelijk veel minder zijn zonder de buikspieren. Daarom wordt hier de relatie tussen het diafragma en de buikspieren tijdens de twee soorten ademhaling uitgelegd.

Bij inademing (figuur 4.31, zijaanzicht en figuur 4.32, vooraanzicht) doet contractie van het diafragma het centrum tendineum dalen, waardoor de verticale doorsnede van de borstkas groter wordt. Dit wordt echter snel geremd doordat delen van het mediastinum (M) gerekt worden en door de buikorganen (B). Deze bevinden zich in de 'buikgordel', gevormd door de krachtige buikspieren: de mm. recti abdominis (RA), maar ook de mm. transversi (T), de mm. obliqui interni (OI) en mm. obliqui externi (OE). Zonder deze spieren zou de buikinhoud naar beneden en naar voren geduwd worden en zou het centrum tendineum niet gefixeerd kunnen worden om het diafragma de onderste ribben te laten heffen. De antagonistische en synergistische werking van de buikspieren is dus onontbeerlijk voor de effectiviteit van het diafragma. Dit wordt bevestigd door de pathologie bij verlamming van de buikspieren als gevolg van poliomyelitis, waarbij de ademhalingseffectiviteit van het diafragma verminderd is. Op een zijaanzicht (figuur 4.31) vormen de vezelrichtingen van de grote spieren een ster met zes punten.

Bij uitademing (figuur 4.33, zijaanzicht en figuur 4.34, vooraanzicht) ontspant het diafragma en contractie van de buikspieren doet de onderste borstkasopening stijgen, zodat tegelijkertijd de dwarse en de voor-achterwaartse doorsneden van de borstkas afnemen. Overigens worden de organen ook door het toenemen van de intra-abdominale druk naar boven geduwd. Daarbij stijgt het centrum tendineum, zodat de verticale doorsnede van de borstkas afneemt en de recessus costodiaphragmaticus dichtgaat. De buikspieren zijn bij de uitademing dus zuivere antagonisten van het diafragma omdat ze de drie doorsneden van de borstkas tegelijk doen afnemen.

Het diafragma en de buikspieren contraheren dus voortdurend, maar hun tonus ontwikkelt zich op tegengestelde wijze (figuur 4.35). Bij inademing neemt de spanningstoestand van het diafragma toe (gearceerde gedeelte), terwijl de tonus van de buikspieren afneemt. Bij uitademing daarentegen neemt de spanning van de buikspieren toe, terwijl de tonus van het diafragma afneemt. Zo vormen deze twee spiergroepen een soort perpetuum mobile, dat zich in de ene of de andere richting verplaatst. Op die manier kan het mechanisme van het antagonisme en synergisme duidelijk worden weergegeven.

Bewegingsleer Deel III De romp en wervelkolom

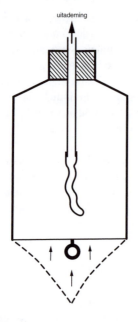

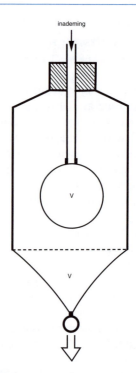

Figuur 4.36

Figuur 4.37

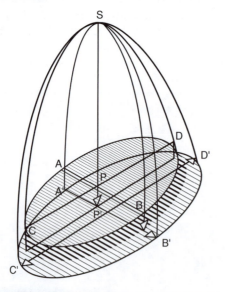

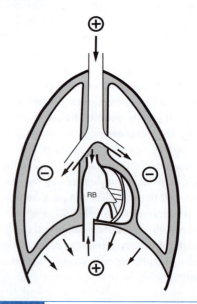

Figuur 4.38

Figuur 4.39

4.12 LUCHTCIRCULATIE IN DE ADEMHALINGSWEGEN

De luchtcirculatie in de ademhalingswegen wordt gedemonstreerd door de klassieke proef van Funck (figuur 4.36 en 4.37). De bodem van een fles wordt door een waterdichte elastische membraan vervangen en er wordt een pijpje met een ballon in de fles gebracht die met de buitenwereld communiceert, terwijl de rest van de fles is afgesloten met een kurk. De ballon kan nu uitzetten en ineenschrompelen als de elastische bodem van de fles heen en weer bewegen wordt. In figuur 4.37 wordt de inhoud van de fles groter met een volume V, waarbij de druk in de fles daalt ten opzichte van de druk buiten de fles. Daardoor stroomt een hoeveelheid lucht, precies gelijk aan het volume V, de ballon binnen. Zo demonstreert het model het mechanisme van de inademing. Omgekeerd wordt de inhoud van de fles kleiner zodra de elastische membraan terugveert (figuur 4.36). De druk in de fles stijgt nu en de in de ballon aangezogen lucht wordt weer naar buiten geperst. Dit is het mechanisme dat bij de uitademing optreedt.

De ademhaling berust dus op vergroting en verkleining van het volume van de borstholte. Een model hiervoor is een afgeknotte eivormige ruimte met een basis ABCD, een dwarse doorsnede CD, een voor-achterwaartse doorsnede AB en een verticale doorsnede SP (figuur 4.38). Hiermee is vast te stellen dat de ademhalingsspieren en vooral het diafragma alle doorsneden doen toenemen, waardoor een grotere afgeknotte eivorm ontstaat waar de oorspronkelijke in past. Een verschil met het experiment van Funck is dat alle doorsneden toenemen en wel tegelijkertijd.

Er zijn grote overeenkomsten tussen beide modellen en het ademhalingssysteem (figuur 4.39): er is een verticale buis waardoor de lucht in- en uitstroomt (de luchtpijp), de ballon die groter en kleiner wordt (de long), de membraan die de bodem van de fles vervangt (het diafragma), en ook de andere doorsneden worden groter.

Er zijn echter ook twee belangrijke punten van verschil.

- Beide longen nemen vrijwel de totale ruimte in de thorax in beslag en de long zelf is omgeven door de pleuraholte waarvan de holte virtueel is. In normale toestand liggen de beide pleurabladen op elkaar en glijden vrij ten opzichte van elkaar, hetgeen een belangrijk onderdeel vormt van de mechanische interactie van long en thoraxwand.
- Bij inademing wordt de intrathoracale druk lager en wordt deze negatief, niet alleen ten opzichte van de buitenwereld maar ook ten opzichte van de buikholte. Dit heeft tot gevolg dat de lucht de longalveoli kan bereiken, maar ook dat de veneuze terugvloed naar de rechterboezem (RB) wordt versneld. De inademing heeft dus een grotere vulling van het hart tot gevolg en hierdoor wordt in de kleine circulatie het contact tussen het veneuze bloed in de alveoluswand en de ingeademde lucht bevorderd. De inademing regelt dus tegelijkertijd de luchtcirculatie en de bloedcirculatie in de long.

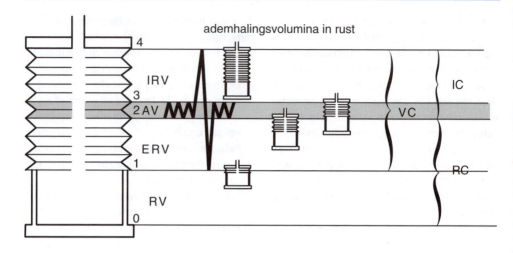

Figuur 4.40

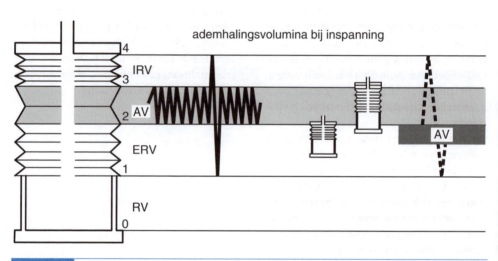

Figuur 4.41

4.13 DE ADEMHALINGSVOLUMINA

De ademhalingsvolumina zijn de hoeveelheden lucht die circuleren in de verschillende fasen van de ademhaling en bij verschillende typen ademhaling. In figuur 4.40 en 4.41 zijn de volumeverschillen schematisch weergegeven als accordeonplooien; met behulp daarvan zijn eenvoudig vergelijkingen te trekken.

Bij ademhaling in rust (figuur 4.40) zijn de ademhalingsvolumina als volgt te definiëren.
- AV: het ademvolume is de hoeveelheid lucht die circuleert. Bij een normale uitademing en een normale inademing is dat 0,5 liter. In figuur 4.40 is dit aangegeven met een grijze band (2) met daarin de uitslagen van het spirogram.
- IRV: het inspiratoir reservevolume is de extra hoeveelheid lucht die in de longen komt bij een maximale inademing, dat is 1,5 liter.
- IC: de inspiratoire capaciteit is de som van het AV en het IRV, dat is 2 liter.
- ERV: het expiratoir reservevolume is de hoeveelheid lucht die de longen na een rustige uitademing nog kunnen uitademen, dat is 1,5 liter.
- VC: de vitale capaciteit is de som van IRV, AV en ERV, dus 3,5 liter.
- RV: het residuaal volume is de hoeveelheid lucht die nog in de longen zit na een maximale uitademing, dat is 0,5 liter.
- RC: de functionele residuale capaciteit is de som van het RV en het ERV, dus 2 liter.
- De totale capaciteit is de som van VC en RV, dus 4 liter.

Bij inspanning wordt de onderlinge verhouding van de verschillende volumina in de totale capaciteit anders, zoals te zien is in figuur 4.41.
Alleen het residuaal volume (RV) verandert niet, omdat het hier om lucht gaat die onder geen enkele omstandigheid uit de longen kan worden geperst.
Bij een verhoogde ademfrequentie stijgt eerst het ademvolume (AV) tot een zeker maximum en neemt bij een nog verder toenemende ademfrequentie iets af. Het product van de ademfrequentie en het ademvolume is het respiratoire minuutvolume. Deze waarde heeft dus een maximum.
Het expiratoir reservevolume (ERV) neemt beduidend toe, hetgeen wil zeggen dat de diepte van de ademhaling de maximale uitzetting van de thorax dichter nadert dan bij ademhaling in rust.
Het gevolg van de toename van het ademvolume en het expiratoir reservevolume is een verkleining van het inspiratoir reservevolume (IRV).

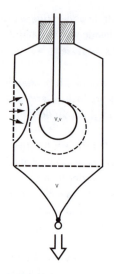

Figuur 4.42

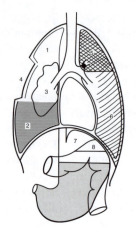

Figuur 4.43

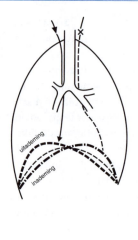

Figuur 4.44

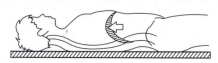

Figuur 4.45

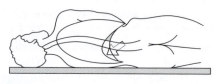

Figuur 4.46

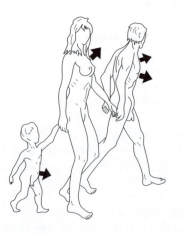

Figuur 4.47

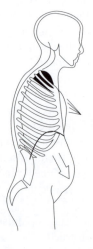

Figuur 4.48

4.14 RESPIRATOIRE PATHOFYSIOLOGIE – ADEMHALINGSTYPEN

Vele factoren kunnen de effectiviteit van de ademhaling verstoren.

Bij een zwaar thoraxtrauma bijvoorbeeld kan het gebeuren dat een groter of kleiner deel van de wand de beweging niet meer kan volgen en bij inademing ingetrokken wordt. In de proef van Funck wordt dit zichtbaar door een gedeelte van de wand van de fles te vervangen door een andere elastische membraan (figuur 4.42). Als de membraan in de bodem naar beneden gaat, komt de tweede membraan naar binnen zodat de vergroting V van de thorax met v afneemt. De in de fles opgehangen ballon zet dan ook met een volume V-v uit. Dit is de paradoxale ademhaling: het rendement van de ademhaling neemt af en leidt tot een toestand van ademnood.

Bij een verwonding waarbij de pleuraholte met de buitenwereld communiceert, trekt de long samen door de eigen elasticiteit en komt bij elke inademing lucht de pleuraholte in. Dit is een traumatische pneumothorax, die leidt tot zeer grote ademnood, waarbij de overlevingskans wordt bepaald door de toestand van de andere long.

In figuur 4.43 zijn schematisch alle oorzaken van een verstoorde gaswisseling in de long weergegeven. De oorzaken zijn meest van respiratoire aard.

1: De pleuraholte kan zich met lucht vullen door letsel van pleura en longen (pneumothorax) of door een ruptuur van een bronchus of van een emfysische bulla. Dan trekt de pleura de long niet meer aan.
2: Er kan zich bloed (hemothorax), vocht (hydrothorax) of pleura-exsudaat ophopen aan de basis van de long. Hierdoor schrompelt de long in elkaar (3) en treedt functieverlies op.
4: Een impressie van de thorax kan ontstaan bij een trauma.
5: Er kan een atelectase (5) ontstaan als gevolg van bronchusobstructie.
6: Als gevolg van een pleuritis, pyothorax of hemothorax kan er een fibreus pantser rond de long gevormd worden. De verdikte pleura verhindert de inspiratoire uitzetting.
7: Een hoekige maagvervorming kan ook het diafragma vervormen.
8: Uitgebreide gasvorming in de darmen (8), door afsluiting kan het diafragma naar boven drukken.

In figuur 4.44 is het gevolg van uitval van de n. phrenicus links te zien: de linkerhelft van de diafragmakoepel is verlamd en beweegt zoals bij de paradoxale ademhaling: bij inademen gaat de linker diafragmahelft naar boven in plaats van naar beneden.

De ademhaling kan in belangrijke mate worden beïnvloed door de positie die het lichaam inneemt. In rugligging (figuur 4.45) wordt het diafragma door de ingewanden naar boven gedrukt. Dit gaat ten koste van het inspiratoir reservevolume, zodat het ademvolume afneemt. Deze situatie treedt ook op bij algemene anesthesie en wordt verergerd door anesthetica en spierverslappende middelen die de werking van de ademhalingsspieren verminderen. In zijligging (figuur 4.46) wordt het diafragma vooral aan de ligzijde naar boven geduwd. De onderliggende long functioneert veel minder dan de bovenliggende, en stase in de circulatie verergert deze situatie nog. Vooral deze ligging wordt door anesthesisten gevreesd.

Het ademhalingsmechanisme is leeftijd- en geslachtafhankelijk (figuur 4.47). De vrouw gebruikt in het algemeen een ademhaling van het hoog-thoracale type: de grootste volumetoename bevindt zich hoog in de thorax door toename van de voor-achterwaartse afmeting. Kinderen passen buikademhaling toe. Bij de man wordt meestal een mengvorm van een hoog- en een laag-thoracale ademhaling aangetroffen. Op oudere leeftijd (figuur 4.48) is er vaak een toenemende kyfose en een verminderde spiertonus. Hierdoor komen de bovenste ribben dichter bij elkaar te liggen en neemt de amplitude van hun bewegingen af. Het gevolg is dat de bovenkwab van de longen praktisch niet geventileerd wordt; er ontstaat een laag-thoracale ademhaling of zelfs buikademhaling.

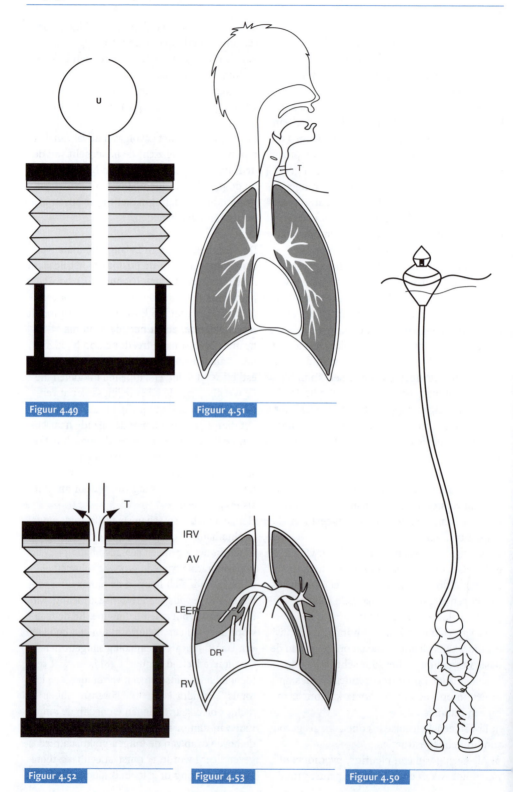

Figuur 4.49

Figuur 4.51

Figuur 4.52

Figuur 4.53

Figuur 4.50

4.15 DE DODE RUIMTE

De dode ruimte is het luchtvolume dat niet meedoet aan de gaswisseling. In de voorstelling van de ademhalingsvolumina (figuur 4.49) kan de dode ruimte aanzienlijk worden vergroot door de inhoud van de uitlaatpijp te vergroten (ruimte U). De adembewegingen hebben dan vooral een verplaatsing van het ademvolume tot gevolg. Indien het volume van de buis en de daarop geplaatste extra ruimte 0,5 l bedraagt, vindt er zelfs uitsluitend luchtverplaatsing in de dode ruimte plaats, en geen gaswisseling.

Deze situatie is aanschouwelijk te maken met behulp van een duiker (figuur 4.50). De duiker is met de oppervlakte verbonden door middel van een buis waardoor hij kan inademen en uitademen. Als het volume van de buis gelijk is aan zijn vitale capaciteit, zal hij op geen enkele wijze verse lucht kunnen inademen. Bij elke ademhaling ademt hij de lucht die hij even daarvoor in de buis geblazen heeft, opnieuw in. Zo komt hij snel in ademnood en dit gebeurde inderdaad bij de eerste pogingen tot duiken. Dit probleem is op te lossen met een constante toevoer van verse lucht door de buis, terwijl de uitademingslucht de helm via een ventiel verlaat.

De anatomische dode ruimte (figuur 4.51) wordt gevormd door de bronchusboom, gevormd door de bovenste luchtwegen, de mond, de neusholte, de luchtpijp, de bronchi en de bronchioli. Het volume van de dode ruimte bedraagt 150 ml en dat betekent dat bij normale ademhaling waarbij het ademvolume van 0,5 l circuleert, slechts 350 ml de alveoli bereikt en deelneemt aan de gaswisseling. Om het rendement te vergroten, moet de hoeveelheid inspiratoire of expiratoire reserve lucht vergroot worden. Als dat niet mogelijk is, moet het volume van de dode ruimte verkleind worden. Dat gebeurt bij een tracheotomie (T), waarbij een directe verbinding tot stand wordt gebracht tussen de luchtpijp en de buitenwereld. De dode ruimte wordt op die manier met de helft verminderd. In figuur 4.52 is de tracheotomie voorgesteld door openingen aan de onderzijde van de buis. Een tracheotomie is geen ongevaarlijke ingreep, aangezien het ademhalingsstelsel beroofd wordt van zijn natuurlijke afweermechanismen en blootgesteld wordt aan ernstige bronchiale en alveolaire infectiekansen.

Een ander type dode ruimte is afgebeeld in figuur 4.53. De fysiologische dode ruimte (DR') is het gedeelte van de longen dat als gevolg van een longembolie (LE) zonder circulatie komt. Dit gedeelte is ondanks een goede ventilatie functieloos, en voegt een volume aan de anatomische dode ruimte toe.

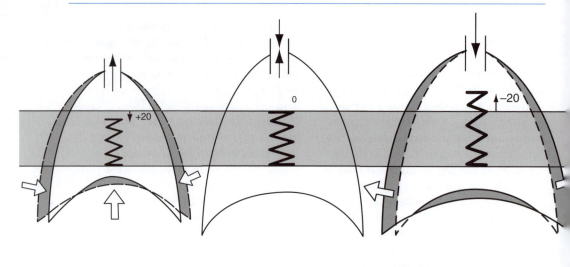

Figuur 4.55 Figuur 4.54 Figuur 4.56

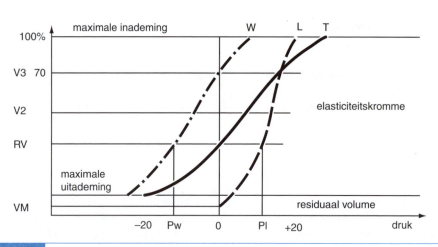

Figuur 4.57

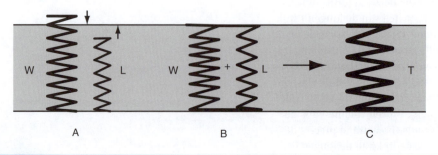

Figuur 4.58

4.16 VERVORMBAARHEID VAN DE THORAX

De vervormbaarheid van de thorax hangt direct samen met de elasticiteit van de onderdelen van de thorax en de longen.

Bij normale uitademing (figuur 4.54) zijn de longen en de thorax te vergelijken met een veer die noch ingedrukt noch uitgerekt is. Er bestaat een evenwicht tussen de druk in de alveoli en de atmosferische druk. Bij geforceerde uitademing (figuur 4.55) worden de elastische onderdelen van de thorax samengedrukt. De veer die de thorax voorstelt wordt met een druk van bijvoorbeeld 20 cm water belast, de intrapulmonaire druk wordt groter dan de atmosferische druk en de lucht treedt via de luchtpijp naar buiten. Daarbij heeft de thorax evenals een veer de neiging terug te gaan naar de uitgangspositie. Inademing (figuur 4.56) is dan te vergelijken met het uitrekken van de veer: door een negatieve intrathoracale druk van 20 cm water ten opzichte van de atmosferische druk stroomt lucht de luchtpijp in. Ook nu heeft de thorax de neiging naar de uitgangspositie terug te gaan.
Deze verschijnselen zijn grafisch weer te geven in elasticiteitskrommen (figuur 4.57), die de variaties in de intrathoracale druk (x-as) als functie van het thoracale volume (y-as) uitdrukken. Er zijn drie krommen getekend. De kromme van de totale thoracale relaxatie (T) is de resultante van de kromme volume/druk van de longen (L) en de kromme volume/druk van de thoraxwand (W). Hierbij komt de druk 0 overeen met het relaxatievolume (RV) van de thorax. Dit punt ligt precies tussen de kracht van de elasticiteit van de wand (druk Pw) en de kracht van de elasticiteit van de longen (druk Pl). Bij een volume V3, dat is 70% van de totale capaciteit van de longen, is de druk van de thoraxwand 0 en is de totale thoracale relaxatiedruk uitsluitend het gevolg van de elasticiteit van de longen (de krommen L en T snijden elkaar op dit punt). Bij een volume V2 is de relaxatiedruk van de thoraxwand precies de helft van de relaxatiedruk van de longen en ook de totale thoracale relaxatiedruk is de helft van de relaxatiedruk van de longen.

Overigens hebben bij maximale uitademing de longen nog niet het volume bereikt waarbij alle uitrekking is tenietgedaan, ze zijn nog altijd uitgerekt en dat is te zien aan het feit dat de kromme L rechts van het nulpunt van de druk ligt. Pas indien er lucht tussen de pleurabladen komt, trekken de longen zich nog verder samen, tot een minimumvolume (VM) waarbij geen lucht meer kan worden uitgeademd.

De totale elasticiteit van de thorax (figuur 4.58) kan dus worden gezien als een combinatie van twee veren (A): een grote veer (W) stelt de thoraxwand voor en een kleine veer (L) de longen. De functionele relatie tussen de longen en de pleurawand door de pleuraholte tot stand gebracht, zorgt voor de koppeling tussen de twee veren (B). Daarbij moet de grote veer (W) ingedrukt worden en de kleine veer (L) uitgerekt. De totale elasticiteit van de thorax (T) komt dan overeen met één enkele veer (C). Wanneer de functionele verbinding verbroken wordt, neemt in dit model elke veer weer zijn oorspronkelijke positie in (A).
De vervormbaarheid vertegenwoordigt de relatie tussen het volume lucht en de wanddruk die nodig is om dit volume te verplaatsen. In figuur 4.57 wordt de vervormbaarheid voorgesteld door de helling van het middengedeelte van de kromme en dan is te zien dat de vervormbaarheid van de longen groter is dan die van de thoraxwand alleen. De totale vervormbaarheid is de algebraïsche som van beide waarden.

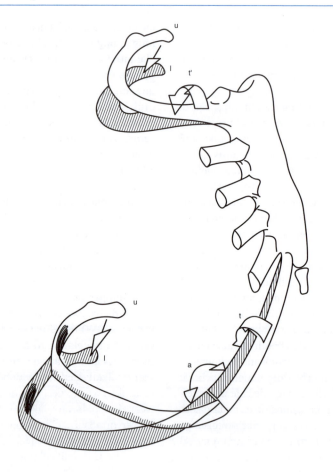

Figuur 4.59

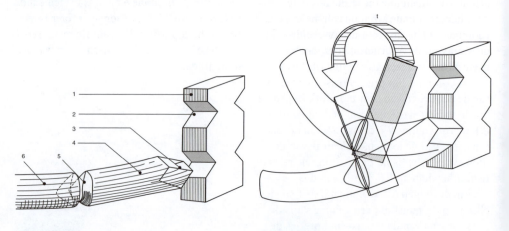

Figuur 4.60

Figuur 4.61

4.17 ELASTICITEIT VAN DE RIBKRAAKBEENDEREN

Eerder is al beschreven dat de ribkraakbeenderen bij het inademen een hoekverandering ondergaan en om hun lengteas draaien (zie figuur 4.19 en 4.20). Deze draaiing speelt een zeer belangrijke rol in het mechanisme van de uitademing (u). In figuur 4.59 is te zien dat bij de inademing (i) het borstbeen geheven wordt; omdat de achterste uiteinden van de ribben door middel van de costovertebrale gewrichten met de wervelkolom verbonden zijn, moeten de ribkraakbeenderen een rotatie uitvoeren om hun lengteas zoals aangegeven door de pijlen t en t'. Tegelijkertijd ontstaan er hoekveranderingen (a) in de chondrocostale en sternochondrale verbindingen. (Voor een beter begrip is in tekening 4.59 het borstbeen gefixeerd gedacht en de wervelkolom beweeglijk.)

In figuur 4.60 zijn de chondrocostale en sternocostale verbindingen schematisch weergegeven als de vattingen voor de uiteinden van het ribkraakbeen (4). Het mediale uiteinde (3) is gevat in de rand van het borstbeen (1), in een uitsparing (2) waar het ribkraakbeen precies in past. De vorm is zodanig dat er wel bewegingen in verticale richting kunnen plaatsvinden maar geen rotatie. Het laterale uiteinde (5) heeft de vorm van een kegel, die aan de voorkant en de achterkant afgeplat is; deze kegel is gevat in een uitsparing in de voorzijde van de rib (6). Deze verbinding laat geen laterale en verticale bewegingen toe, maar alleen rotatie.

Indien de rib ten opzichte van het borstbeen naar beneden beweegt, zoals bij inademing, wordt het ribkraakbeen getordeerd om zijn lengteas over een hoek t en gedraagt zich aldus als een torsiestaaf (figuur 4.61). Deze eigenschap, in de techniek zeer bekend, wordt gebruikt in de automobielindustrie als schokdemper. Wanneer de staaf om de lengteas tordeert, wordt de torsie-energie door de elasticiteit opgenomen en weer afgegeven bij het detorderen. Op dezelfde wijze wordt de energie van de ademhalingsspieren bij het inademen opgeslagen in de torsiestaven, de ribkraakbeenderen, en door de elasticiteit van de kraakbeenderen weer afgegeven op het moment dat de ademhalingsspieren verslappen. Zo komt de thorax weer in de uitgangsvorm terug. Op jonge leeftijd zijn de kraakbeenderen soepel en elastisch, maar met het klimmen der jaren is er een neiging tot verbenen, hetgeen gepaard gaat met verlies van beweeglijkheid en van de mogelijkheid tot thoracaal ademhalen.

Bewegingsleer Deel III De romp en wervelkolom

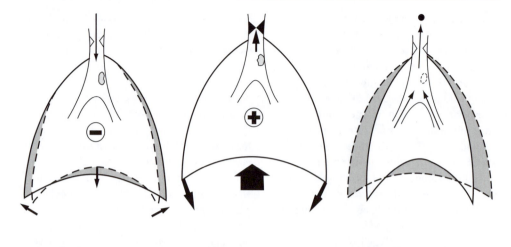

Figuur 4.62

Figuur 4.63

Figuur 4.64

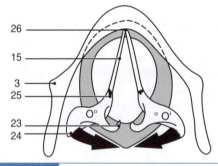

26
15
3
25
23
24

Figuur 4.65

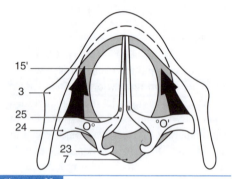

15'
3
25
24
23
7

Figuur 4.66

4.18 MECHANISME VAN HET HOESTEN: HET SLUITEN VAN DE GLOTTIS

De lucht die de ademhalingswegen binnenkomt is gefiltreerd, bevochtigd en verwarmd tijdens de passage van de neusgangen. In principe zitten er geen vaste deeltjes in de lucht bij aankomst in de trachea en de bronchi. Indien dat toch het geval is, ontstaat er een hevige reactie: de hoest. Verder dient de hoest om het slijm dat in de bronchi geproduceerd wordt en fijne deeltjes lichaamsvreemde stof omhult, uit te stoten, nadat het eerst opwaarts is gevoerd door de constante voortdrijvende activiteit van het bronchiale trilhaarepitheel.

> De hoest is dus een reflex, ingezet door receptoren op het niveau van de splitsing van de trachea en in de pleura; de afferente weg loopt via vezels van de n. vagus. Het centrale deel van de reflexbaan is gelegen in het verlengde merg. De efferente baan loopt via de n. vagus naar de larynx, maar ook bereiken vezels de mm. intercostales en buikspieren. Dit nogal subtiele mechanisme kan gemakkelijk worden verstoord.

Het mechanisme van de hoest is te verdelen in drie fasen. De eerste fase, de voorbereiding, is een diepe inademing die de bronchi en alveoli met het grootste deel van het inspiratoir reservevolume vult (figuur 4.62). Het nadeel hiervan is dat hierbij vreemde lichamen die de glottis gepasseerd zijn, diep in de bronchusboom kunnen komen. De tweede fase, het op druk brengen, bestaat uit het krachtig aanspannen van de mm. intercostales en de overige uitademingsspieren, in het bijzonder de buikspieren (figuur 4.63). Tijdens deze fase neemt de intrathoracale druk aanzienlijk toe. De derde fase is de uitdrijving (figuur 4.64). Terwijl de uitademingsspieren aangespannen zijn, opent de glottis zich ineens en laat met kracht de ingeademde lucht ontsnappen.

Vreemde deeltjes en slijm worden hierbij meegenomen en gaan door de glottisopening naar de pharynx of worden uitgehoest.

> Het is dus duidelijk dat voor een effectief hoestmechanisme aan twee voorwaarden voldaan moet zijn. Ten eerste moeten de buikspieren goed werken. Bij bijvoorbeeld poliomyelitis, waarbij de buikspieren verlamd zijn, of bij buikoperaties waarbij elke spanningsverhoging van de buikspieren pijnlijk is en dus wordt vermeden, wordt de hoest inefficiënt of onderdrukt. Ten tweede moet de glottis goed kunnen sluiten, hetgeen de integriteit van de larynx en de zenuwverzorging inhoudt.

In de figuren 4.65 en 4.66 is het sluiten van de glottis schematisch weergegeven. De glottisopening is driehoekig met de top naar voren (figuur 4.65) en de twee zijkanten worden gevormd door de ware stembanden (15), uitgespannen tussen de achterzijde van de cartilago thyroidea (3) en de processus vocales (25) van de beide cartilagines arytenoideae. Deze kraakbenderen rusten zelf op de cartilago cricoidea (7) (grijs in de tekening) en articuleren ermee in twee gewrichten waarvan de assen O en O′ aanvankelijk verticaal staan. Contractie van de m. cricoarytenoideus posterior (23) leidt tot draaien om de assen O en O′, en de processus vocales (25) gaan uiteen, waardoor de glottis wordt geopend.
De spleet wordt gesloten (figuur 4.66) door contractie van de m. cricoarytenoideus lateralis (24), waardoor de cartilagines arytenoideae in de tegenovergestelde richting draaien. De processus vocales (25) naderen elkaar nu en de stembanden (15′) komen in de mediaanlijn tegen elkaar aan te liggen.
De overige details van deze schema's worden in de volgende paragraaf nader toegelicht.

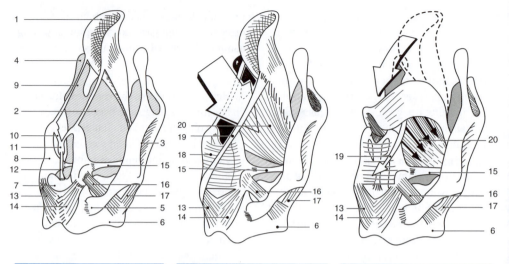

Figuur 4.67

Figuur 4.68

Figuur 4.69

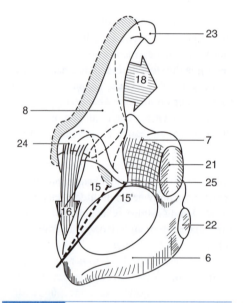

Figuur 4.70

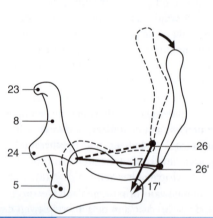

Figuur 4.71

4.19 DE SPIEREN VAN DE LARYNX EN DE AFSCHERMING VAN DE LUCHTWEGEN TIJDENS HET SLIKKEN

De larynx speelt een rol bij drie belangrijke functies: de afsluiting van de glottis bij abdominale drukverhoging en tijdens het hoesten, het afschermen van de luchtwegen tijdens het slikken en ten slotte de stemvorming.

Om de functie van de larynx te begrijpen, is een beschrijving van de bouw noodzakelijk. Een aanzicht schuin van voren geeft een beeld van de onderlinge geledingen van de kraakbeenstukken (figuur 4.70). De cartilago cricoidea (6) heeft de vorm van een zegelring, waarvan de vatting (7) aan de achterzijde gelegen is en aan weerszijden een gewrichtsvlakje draagt. Met deze gewrichtsvlakjes (22) articuleert de cartilago cricoidea met de beide cornua inferiora van de cartilago thyroidea (5). De gewrichtsvlakjes voor de gewrichten met de cartilagines arytenoideae (21) zijn verder naar craniaal gelegen.

De cartilago thyroidea (figuur 4.67), waarvan de binnenzijde (2) te zien is evenals de schuine richel (3) die de buitenzijde profiel geeft, draagt aan de bovenzijde van zijn achterwand het cornu majus (4) dat met het os hyoideum verbonden is door het lig. thyrohyoideum. De cartilago thyroidea is samengesteld uit twee vlakke platen die aan de voorzijde een hoek vormen, en aan de onderzijde van de achterkant van dit kraakbeenstuk (figuur 4.71) hechten de ware stembanden aan (26).

De beide cartilagines arytenoideae (8), globaal piramidaal van vorm, liggen aan weerszijden van de verbreding aan de achterzijde van de cartilago cricoidea en bezitten de volgende uitsteeksels: een processus superior, ook wel cartilago corniculata (23) genoemd, een processus medialis of processus vocalis (25) waarop de ware stemband insereert (15) en een processus lateralis of processus muscularis (24) waaraan de m. cricoarytenoideus posterior (13 en 14) vastzit. Tussen de cartilago corniculata en de bovenrand van de achterzijde van de cartilago cricoidea is een Y-vormig ligament uitgespannen, het lig. cricoarytenoideum posterius, met in het centrum een kraakbeenstukje (11) dat het ligament deelt in een enkel onderste deel (12) en twee bovenste delen (10).

Op de bovenzijde van de scherpe hoek die beide laminae van de cartilago thyroidea met elkaar maken, zit de cartilago epiglottica (1), in de vorm van een bloemblad, concaaf naar dorsaal en in de lengte uitgestrekt. Beide laterale randen zijn verbonden met de cartilago corniculata door het lig. aryepiglotticum (9). Voorts is te zien (figuur 4.67) de verbinding tussen processus muscularis van de cartilago arytenoidea en de voorzijde van de cartilago cricoidea, de m. cricoarytenoideus lateralis (16); ook de m. cricothyroideus (17) is te zien, lopend van de onderrand van de cartilago thyroidea naar de voorzijde van de cartilago cricoidea.

De grote witte pijl in figuur 4.68 geeft de opening van de larynx aan. Deze wordt gevormd door de cartilago epiglottica aan de voorzijde, lateraal door de ligamenta (plicae) aryepiglottica en de mm. aryepiglottici (19), aan de onderzijde door de cartilago corniculata links en rechts verbonden door de ligg. cricocorniculata (10), die worden versterkt door de aan de achterkant gelegen dwarse vezels van de m. interarytenoideus transversus (18). De zijwanden van de larynxopening worden gecompleteerd door de oppervlakkige vezels van de m. thyroarytenoideus inferior (20). De larynx staat hier open, als bij normaal ademen.

4.19 DE SPIEREN VAN DE LARYNX EN DE AFSCHERMING VAN DE LUCHTWEGEN TIJDENS HET SLIKKEN (VERVOLG)

Bij het slikken sluit de glottis zich, maar tegelijkertijd kantelt de epiglottis naar achteren en naar beneden (figuur 4.69) in de richting van de cartilagines corniculatae door tractie van de mm. aryepiglottici (19) en de mm. thyroarytenoidei inferiores (20). Vast voedsel en vloeistoffen glijden zo langs de voor-bovenzijde van de epiglottis naar de pharynx en de ingang van de oesofagus, die achter de cartilago cricoidea is gelegen.

Op de figuren 4.70 en 4.71 is te zien hoe de glottis wordt gesloten en hoe de stembanden worden gespannen tijdens de stemvorming. Op een aanzicht schuin van voren (figuur 4.70) staat de cartilago arytenoidea (6) in evenwicht op de verbreding van de achterkant van de cartilago cricoidea (7). Het articuleert met een gewrichtsvlakje hier ter plaatse (21). De as van dit gewricht, dat gerekend kan worden tot de synoviale gewrichten, loopt schuin van caudomediodorsaal naar craniolateroventraal. Bij contractie van de m. interarytenoideus (18) en de m. cricoarytenoideus posterior (14) draait de cartilago arytenoidea (8) naar lateraal (gearceerde positie) en de processus vocalis (25) beweegt van de mediaanlijn af. De stemband (15) vormt samen met die aan de andere zijde een driehoek met de top aan de voorkant. Omgekeerd heeft contractie van de m. cricoarytenoideus lateralis (16) een beweging naar mediaal van de cartilago arytenoidea tot gevolg, waardoor de processus vocalis naar de mediaanlijn beweegt (15′).

Bij de stemvorming zijn de stembanden aan wisselende spanning onderhevig. Het mechanisme ervan is gemakkelijk te begrijpen (figuur 4.71). Als de cartilago arytenoidea als vast beschouwd wordt, draait de cartilago thyroidea bij contractie van de m. cricothyroideus (17) in het gewricht (5) tussen cartilago thyroidea en cartilago cricoidea, waardoor de voorzijde van de cartilago thyroidea lager komt. De voorste aanhechting van de stembanden gaat van stand 26 naar stand 26′ en de lengte van de stemband wordt groter doordat de m. cricothyroideus (17′) de stemband op een grotere spanning brengt. Deze spier, geïnnerveerd door de n. laryngeus inferior of de n. laryngeus recurrens, is dus de belangrijkste spier met betrekking tot de stemvorming, omdat ze de spanning van de stembanden regelt en dus de toonhoogte.

5　De cervicale wervelkolom

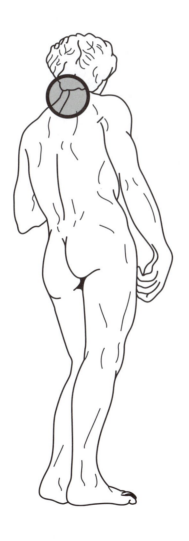

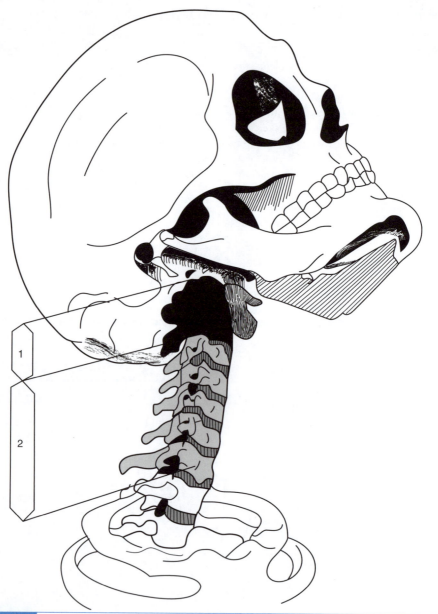

Figuur 5.1

5.1 DE CERVICALE WERVELKOLOM ALS GEHEEL

Aan de cervicale wervelkolom zijn twee anatomisch en functioneel verschillende delen te onderscheiden (figuur 5.1).

- Het bovenste of suboccipitale deel (1) bestaat uit de eerste halswervel, de atlas, en de tweede halswervel, de axis. Deze skeletdelen zijn met elkaar en met het os occipitale verbonden tot een ingewikkelde gewrichtsketen met drie bewegingsassen en drie vrijheidsgraden.
- Het onderste deel (2) ligt tussen de onderzijde van de axis en de bovenzijde van de eerste thoracale wervel.

De halswervels lijken alle op elkaar, met uitzondering van de atlas en de axis, die in vorm zeer verschillen van de overige halswervels en van elkaar.

De gewrichten van het onderste deel van de cervicale wervelkolom laten twee bewegingen toe: flexie-extensie en lateroflexie met rotatie. In functionele zin vullen de twee delen van de halswervelkolom elkaar aan, zodat er grote mogelijkheden voor rotatie, lateroflexie en flexie-extensie van het hoofd zijn.

176 Bewegingsleer Deel III De romp en wervelkolom

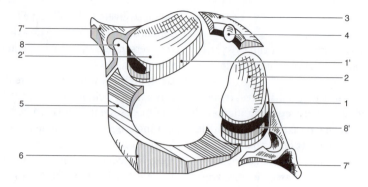

Figuur 5.2

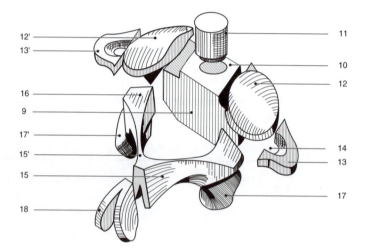

Figuur 5.3

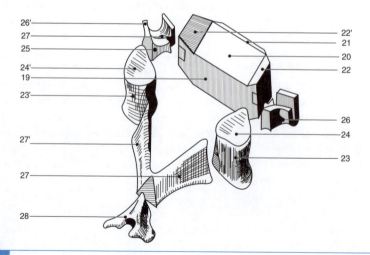

Figuur 5.4

5.2 SCHEMATISCHE VOORSTELLING VAN DE EERSTE DRIE HALSWERVELS

De atlas (figuur 5.2) bestaat uit een ring waarvan de dwarse doorsnede groter is dan de voor-achterwaartse. Op deze ring bevinden zich twee eivormige massae laterales (1) met een grootste doorsnede schuin naar ventraal en mediaal. Op elke massa lateralis bevindt zich de facies articularis superior (2) naar boven en mediaal gericht, in twee richtingen concaaf en articulerend met de condylus van het os occipitale. Aan de onderzijde van de massa lateralis bevindt zich de facies articularis inferior, naar caudaal en mediaal gericht, van voor naar achter convex en articulerend met de processus articulares superiores van de axis (12). De arcus ventralis van de atlas (3) draagt aan de achterzijde een klein gewrichtsvlakje (4) dat met de dens van de axis articuleert (11). De arcus dorsalis (5) is afgeplat en verbreedt zich aan de achterkant ter hoogte van de mediaanlijn; in plaats van de processus spinosus is hier een verticale richel (6) te vinden. De processus transversi (7) zijn doorboord en bevatten de a. vertebralis (8) die een diepe impressie geeft (8') aan de achterzijde van de massa lateralis.

De axis (figuur 5.3) bezit een corpus vertebrae (9) met midden op de bovenzijde de dens axis (11), die de spil vormt van het atlanto-axiale gewricht. De bovenzijde van de wervel draagt tevens twee gewrichtsvlakken (12) die naar lateraal buiten het corpus vertebrae uitsteken; de vlakken zijn naar craniaal en lateraal gericht, zijn convex van voor naar achter en vlak in dwarse richting. De arcus vertebrae (16) bestaat uit twee smalle laminae (15), schuin naar dorsaal en mediaal gericht. De processus spinosus (18) draagt twee tubercula, zoals alle halswervels. Onder de pediculus (16) bevinden zich de processus articulares inferiores (17) met gewrichtsvlakken, die naar caudaal en naar ventraal staan en articuleren met de daarboven gelegen gewrichtsvlakken van de derde halswervel (24). De processus transversi (13) zijn doorboord (14). Door de opening loopt de a. vertebralis.

De derde halswervel (figuur 5.4) is gelijk aan de laatste vier halswervels: de bovenste sluitplaat van het corpus vertebrae (20) wordt aan weerszijden begrensd door de processus unciformes (22), waarvan de gewrichtsvlakjes naar craniaal en mediaal gericht zijn. De schuine zijden van de daarboven gelegen axis zijn hiermee in contact. De voorrand van de bovenzijde heeft zelf een afgeschuinde kant (21) naar craniaal en ventraal gericht, die in contact is met de achterzijde van een uitsteeksel aan de voorzijde van de daarboven gelegen wervel, in dit geval de axis. De caudale sluitplaat van het corpus vertebrae is aan weerskanten begrensd door twee gewrichtsvlakken, naar caudaal en lateraal gericht; naar ventraal en caudaal is de onderzijde verlengd door een scherpe, uitstekende rand.

De arcus vertebrae bezit de processus articulares (23) die elk aan de bovenkant een gewrichtsvlak dragen (24), dat naar craniaal en dorsaal gericht is, en articuleert met het gewrichtsvlak op de processus articularis inferior van de bovengelegen wervel (hier de processus articularis inferior van de axis: 17). Deze processus articulares zijn met het corpus vertebrae verbonden door middel van de pediculus (25), die bijdraagt aan de basis van de processus transversus (26). Die zit ook gedeeltelijk vast aan de laterale zijde van het corpus vertebrae. De bodem is vlak bij het corpus vertebrae doorboord. Door het ronde gat komt de a. vertebralis naar boven. De processus transversus eindigt lateraal in twee tubercula, een voorste en een achterste. De twee laminae (27), die aan de onderkant en aan de laterale kant schuin zijn, komen bij elkaar in de mediaanlijn. Hier is de processus spinosus bevestigd (28), die eindigt in twee tubercula.

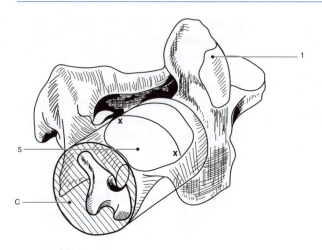

Figuur 5.5

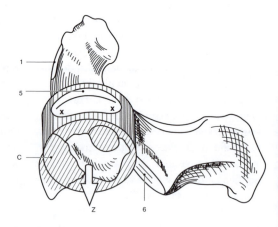

Figuur 5.6

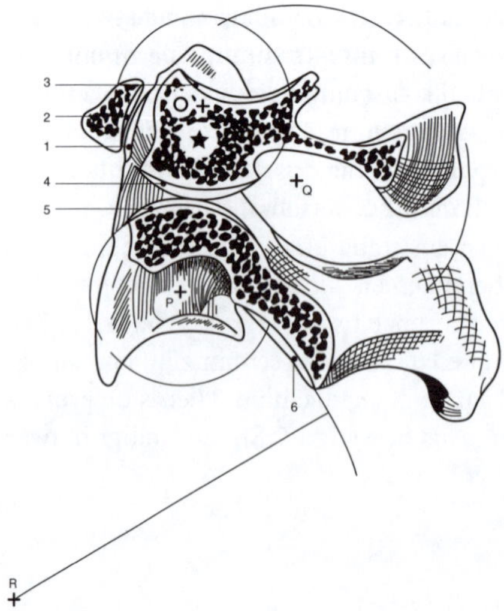

Figuur 5.7

5.3 DE ATLANTO-AXIALE GEWRICHTEN

De mechanische verbinding tussen de atlas en de axis bestaat uit drie aan elkaar gekoppelde gewrichten:
- het mediane atlanto-axiale gewricht, waarbij de dens van de axis dient als spil (zie verder paragraaf 5.5);
- de twee laterale atlanto-axiale gewrichten tussen de gewrichtsvlakken op de onderkant van de massae laterales van de atlas en de bovenste gewrichtsvlakjes van de axis.

In een ruimtelijke tekening van de axis (figuur 5.5) en in een zijaanzicht (figuur 5.6) zijn de vorm en de richting van het gewrichtsvlak op de bovenkant van het corpus (5) te bepalen: het is eivormig met de grootste doorsnede in voor-achterwaartse richting, convex van voor naar achter volgens kromme XX', vlak in transversale richting zodat het beschouwd kan worden als een deel van een cilindermantel (C) waarvan de as (Z) naar lateraal en een beetje naar beneden gericht staat, zodanig dat het gewrichtsvlak naar boven en enigermate naar lateraal is gericht. De cilinder waaruit de twee gewrichtsvlakken zijn gesneden, is hier doorzichtig getekend; het laterale deel van de axis wordt omhuld en de top van de processus transversus steekt eruit.

In deze twee figuren is ook de typische vorm van de dens te zien: globaal cilindervormig, maar iets naar achteren gebogen. Op de voorzijde ligt een schildvormig gewrichtsvlakje (1), biconvex en articulerend met de arcus ventralis van de atlas. Op de achterzijde bevindt zich een groeve, concaaf van boven naar beneden en convex in dwarse richting, bekleed met kraakbeen, waarmee het lig. transversum articuleert.

Een sagittale doorsnede door de massa lateralis van de atlas (fig 5.7) toont de kromming en de richting van de verschillende gewrichtsvlakken.
- De kromming van het mediane atlanto-axiale gewricht heeft gewrichtsvlakjes op de dens (1) en op de arcus ventralis van de atlas (2) (doorgesneden in het mediane vlak). De kromming ligt op een cirkel met middelpunt Q achter de dens.
- Het gewrichtsvlak op de bovenkant van de massa lateralis van de atlas (3) is concaaf in voorachterwaartse richting en zuiver naar boven gericht. Het articuleert met de condylus occipitalis.
- Het gewrichtsvlak op de onderkant van de massa lateralis (4) is voor-achterwaarts convex gekromd om een middelpunt O met een kortere straal dan die van de cirkel rondom Q.
- Het bovenste gewrichtsvlakje van de axis (5) is voor-achterwaarts convex op een cirkel rond het punt P met een straal die vrijwel gelijk is aan die van cirkel O. De twee vlakken (4) en (5) lopen als wielen op elkaar; het sterretje geeft het bewegingscentrum bij flexie-extensie van de atlas ten opzichte van de axis aan (zie par. 5.4).
- Het vlak op de processus articularis inferior van de axis (6) is naar caudaal en ventraal gericht. Het is vrijwel vlak, maar vertoont toch een lichte kromming met een grote straal rondom middelpunt R, dat meer naar beneden en naar voren is gelegen. Het articuleert met het bovenste gewrichtsvlakje van de processus articularis van C3.

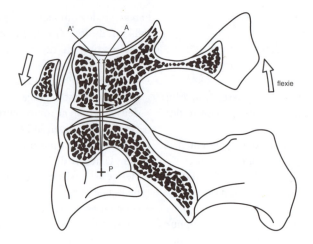

Figuur 5.8

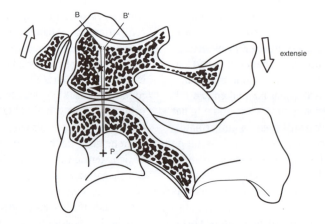

Figuur 5.9

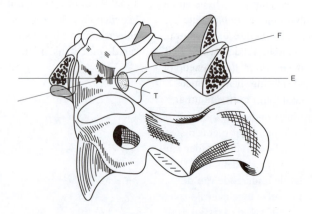

Figuur 5.10

5.4 FLEXIE-EXTENSIEBEWEGINGEN IN DE ATLANTO-AXIALE GEWRICHTEN

Aangenomen dat bij flexie (figuur 5.8) de beide massae laterales van de atlas op de gewrichtsvlakken van de axis rollen zonder glijden, verplaatst het contactpunt tussen deze twee convexe gewrichtsvlakken zich naar voren en de verbindingslijn tussen het middelpunt van de kromming P en het contactpunt verplaatst zich van PA naar PA'. Tegelijkertijd is te zien dat de gewrichtsspleet tussen de arcus ventralis van de atlas en het gewrichtsvlakje op de voorzijde van de dens naar boven toe gaan wijken.

Bij extensie (figuur 5.9) rollen de massae laterales van de atlas zonder glijden op de gewrichtsvlakken op de bovenkant van de axis, en komt het contactpunt tussen deze convexe gewrichtsvlakken naar achteren. Daardoor verplaatst de verbindingslijn tussen het middelpunt van de kromming P en het contactpunt zich van PB naar PB' en komt er tegelijkertijd ruimte tussen de arcus ventralis van de atlas en het gewrichtsvlakje op de voorzijde van de dens met de opening naar beneden.

In werkelijkheid ontstaat er geen ruimte in het gewricht tussen atlas en dens, zoals bij bestudering van een latere röntgenopname (figuur 5.10) valt vast te stellen; dit komt door de aanwezigheid van het lig. transversum (T), dat het contact tussen de arcus ventralis van de atlas en de dens instandhoudt (zie paragraaf 5.5).

Het bewegingscentrum van de verplaatsing van de atlas ten opzichte van de axis (zie figuur 5.7) bij flexie-extensie is dus punt P (het middelpunt van de kromming van de bovenzijde van de axis) noch punt Q (het middelpunt van de kromming van de voorzijde van de dens), maar een derde punt, dat met een ster is aangegeven en dat vrijwel in het midden van de zijdelingse projectie van de dens ligt. Het gevolg hiervan is dat de onderzijde van de massa lateralis van de atlas tegelijkertijd rolt en glijdt op de bovenzijde van de axis, zoals de condyli van het femur tegelijkertijd rollen en glijden op het tibiaplateau.

In dit systeem zit echter een vervormbaar onderdeel: het lig. transversum, dat het achterste deel van het mediane atlanto-axiale gewricht vormt en dat een soepel functioneren van dit gewricht mogelijk maakt. Dit ligament, dat strak tegen de achterzijde van de dens aanligt, kan zich als de snaar van een boog vervormen, naar boven bij extensie en naar onderen bij flexie. Dit maakt duidelijk waarom de gewrichtsruimte voor de dens niet geheel benig is. Dezelfde redenen is aan te voeren voor het lig. anulare radii; ook hier betreft het een rolgewricht (zie deel I).

182 Bewegingsleer Deel III De romp en wervelkolom

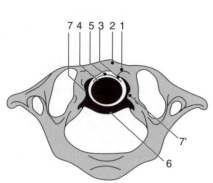

Figuur 5.11

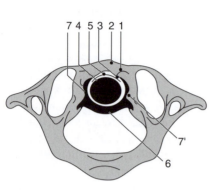

Figuur 5.12

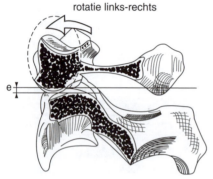

Figuur 5.13

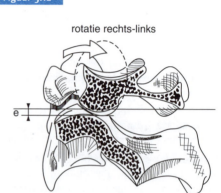

Figuur 5.14

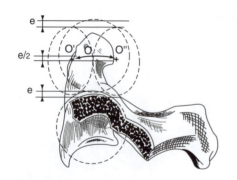

Figuur 5.15

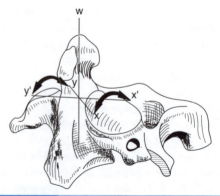

Figuur 5.16

5.5 ROTATIE IN HET MEDIANE EN LATERALE ATLANTO-AXIALE GEWRICHT

Met een doorsnede van het mediane atlanto-axiale gewricht van bovenaf (figuur 5.11) en een vergroting hiervan (figuur 5.12) kan inzicht worden verkregen in de structuur en functie bij rotatie. Het mediane atlanto-axiale gewricht is een rolgewricht met twee in elkaar passende cilindervormige oppervlakken. De cilinder is de dens (1), waarvan de cilindervorm niet volmaakt is waardoor een tweede graad van bewegingsvrijheid ontstaat bij flexie en extensie. De dens heeft zowel op de voorzijde (4) als op de achterzijde (11) een gewrichtsvlakje. De dens ligt in een holle cilinder die gevormd wordt door de arcus ventralis van de atlas aan de voorkant (2), en aan weerszijden door de massae laterales van de atlas met een uitsteekseltje (7 en 7′) waarop het sterke lig. transversum (6) vastzit, dat in dwarse richting achter de dens langs loopt. De dens is dus omgeven door een osteofibreuze ring en heeft hiermee twee verschillende soorten gewrichten. Aan de voorzijde bevindt zich een synoviaal gewricht met een gewrichtsholte en een membrana synovialis (5) met twee omslagplooien, één aan de linkerzijde (8) en één rechts (9). Hier staan de voorzijde van de dens (4) en de achterzijde van de arcus ventralis van de atlas (3) met elkaar in contact. Aan de achterzijde bevindt zich een geleding zonder kapsel in een losmazig weefsel (10), dat de ruimte tussen de dens en de osteofibreuze ring opvult. Hier staan de achterzijde van de dens (11) en het lig. transversum (12) met elkaar in contact.

Bij rotatie, bijvoorbeeld naar links (figuur 5.12), staat de dens (1) stil en draait de osteofibreuze ring gevormd door het lig. transversum en de atlas tegen de wijzers van de klok in om een bewegingscentrum dat op de as van de dens ligt (hier door een wit kruisje aangegeven): het kapsel links (8) ontspant en rechts (9) komt het op spanning. Tegelijkertijd vindt een verschuiven plaats in de laterale atlanto-axiale gewrichten, die mechanisch gekoppeld zijn: bij rotatie van links naar rechts (figuur 5.13) komt de massa lateralis links naar voren en glijdt de massa lateralis rechts naar achteren; bij rotatie van rechts naar links (figuur 5.14) gaat het omgekeerd.

De bovenste gewrichtsvlakken van de axis zijn evenwel convex in voor-achterwaartse richting (figuur 5.15) en daarom leggen de massae laterales geen rechtlijnig traject af in het horizontale vlak, maar naar boven gekromd: draait de atlas om de verticale as W, dan doorlopen de beide massae laterales het traject XX′ respectievelijk YY′.

In de cirkel die overeenkomt met de kromming van de onderzijde van de massae laterales (figuur 5.16), heeft de cirkel met centrum O zijn hoogste positie op de bovenzijde van de axis in de middenstand (rotatie 0). Bij het naar voren verschuiven 'daalt' deze cirkel op de voorste kromming van het gewrichtsvlak van de axis ongeveer 2 à 3 mm (afstand e). Het middelpunt daalt over een kleinere afstand (e/2). Hetzelfde verschijnsel doet zich voor bij verschuiven naar achteren. Bij de rotatie ten opzichte van de axis ondergaat de atlas dus een verticale verplaatsing naar beneden van 2 à 3 mm, doordat bij deze beweging een gebogen traject afgelegd wordt. De kromming is echter gering, en tegengesteld bij roteren naar links en roteren naar rechts.

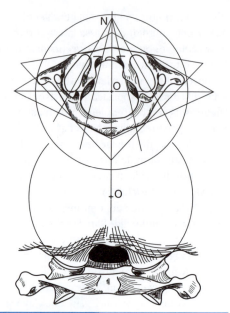

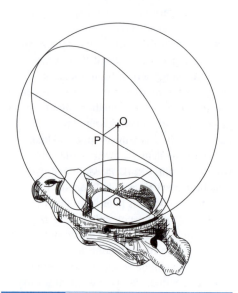

Figuur 5.17 en 5.18

Figuur 5.19

5.6 DE GEWRICHTSVLAKKEN IN HET ATLANTO-OCCIPITALE GEWRICHT

Er zijn feitelijk twee gepaarde, symmetrische atlanto-occipitale gewrichten, die mechanisch aan elkaar gekoppeld zijn (figuur 5.18). Hierbij staan de bovenste gewrichtsvlakken van de massae laterales in contact met de gewrichtsvlakken van de condyli occipitales.

Op een bovenaanzicht van de atlas (figuur 5.17) is te zien dat de gewrichtsvlakken op de atlas ovaal zijn, met de grootste diameter schuin naar ventraal en mediaal. De lengteassen snijden elkaar in punt N op de mediaanlijn, even voor de arcus ventralis van de atlas. Soms zijn de gewrichtsvlakken in het midden ingesnoerd en ze kunnen zelfs elk uit twee delen bestaan. Ze zijn bedekt met kraakbeen, in twee richtingen concaaf met een in twee richtingen vrijwel gelijke kromming. Qua vorm zijn ze te beschrijven als delen van het oppervlak van een bol (figuur 5.19), met middelpunt O dat boven het niveau van de gewrichtsvlakken is gelegen en dat geprojecteerd kan worden op het snijpunt van de symmetrieas en de lijn die de achterranden van de twee gewrichtsvlakken verbindt. Het punt Q stelt dus het middelpunt van de kromming van de gewrichtsvlakken in het horizontale vlak voor en het punt P dat in het verticale vlak. In de tekening is de bol te zien die precies past op de beide bovenste gewrichtsvlakken van de atlas.

Een achteraanzicht van de atlanto-occipitale gewrichten (figuur 5.18) bevestigt nog eens dat de krommingen van de condyli occipitales op dezelfde bol liggen. Het middelpunt O bevindt zich in de schedel, boven het foramen magnum. Het atlanto-occipitale gewricht kan dus worden beschouwd als een kogelgewricht, dat wil zeggen een gewricht met het oppervlak van een bol (figuur 5.19) en met drie graden van bewegingsvrijheid:

- rotatie om de verticale as QO;
- flexie-extensie om de transversale as door O;
- lateroflexie om de sagittale as PO.

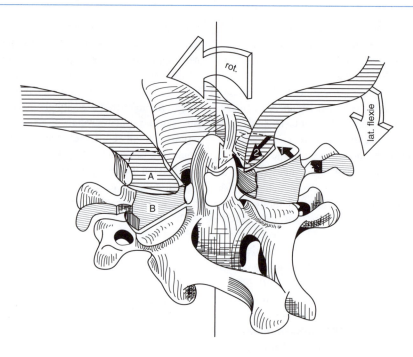

Figuur 5.20

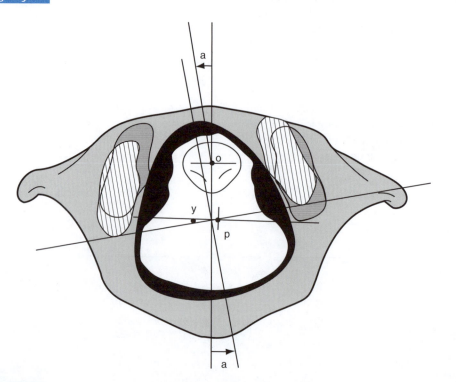

Figuur 5.21

5.7 ROTATIE IN HET ATLANTO-OCCIPITALE GEWRICHT

Indien het os occipitale ten opzichte van de atlas draait, neemt dit deel aan een uitgebreidere rotatie van de atlas ten opzichte van de axis. Deze beweging vindt plaats om een verticale as die door het centrum van de dens loopt. Deze rotatie is geen eenvoudige beweging, omdat de spanningstoestand van ligamenten hierbij betrokken is, met name de ligg. alaria. In de frontale doorsnede van het os occipitale (A) en de massae laterales van de atlas (B) is een rotatie van het os occipitale ten opzichte van de atlas naar links aangegeven (figuur 5.20). Deze beweging heeft een voorwaarts glijden van de condylus occipitalis rechts (pijl 1) tot gevolg, en tegelijkertijd winden de ligg. alaria (pijl L) zich om de dens en worden aangespannen. Dit aanspannen resulteert in een naar links trekken van de condylus occipitalis rechts (pijl 2). De rotatie naar links gaat dus gepaard met een translatie naar links van 2 à 3 mm en lateroflexie van het os occipitale naar rechts. Er is dus geen sprake van zuivere rotatie; die bestaat niet.

Op een röntgenfoto is aan te tonen dat een gekoppelde rotatie en translatie overeenkomt met een rotatie over eenzelfde hoek maar met een ander centrum en gemakkelijk te construeren. Op een bovenaanzicht (figuur 5.21) is de atlas in lichtgrijs aangegeven, de axis, door het foramen magnum heen gezien, in wit, en zijn de condyli occipitales, diagonaal gearceerd, doorzichtig getekend op de laterale gewrichtsvlakken van de atlas (horizontaal gearceerd). Bij een rotatie naar links om het middelpunt O in de dens ontstaat er een lateraalwaartse verplaatsing naar links van het os occipitale van 2 à 3 mm volgens vector V. Het werkelijke rotatiecentrum is dus gemakkelijk te bepalen als punt P, iets rechts van het symmetrievlak gelegen en op de lijn die de achterranden van de gewrichtsvlakken op de massae laterales van de atlas verbindt. Het werkelijke atlanto-occipitale rotatiecentrum verplaatst zich dus tussen twee uiterste punten: het punt P bij rotatie naar links en zijn gespiegelde punt P′ bij rotatie naar rechts. Overigens gaat het werkelijke rotatiecentrum naar het centrum van het foramen magnum (dik omlijnd), zodat de as van rotatie overeenkomt met de anatomische as van het ruggenmerg.

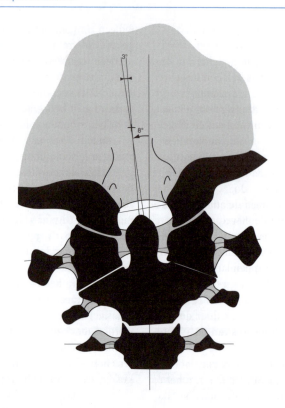

Figuur 5.22

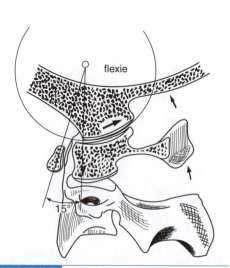

Figuur 5.23

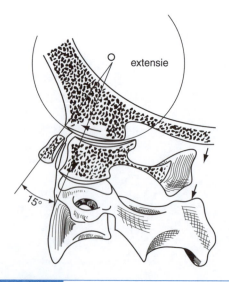

Figuur 5.24

5.8 LATEROFLEXIE EN FLEXIE-EXTENSIE IN HET ATLANTO-OCCIPITALE GEWRICHT

Aan de hand van een frontale doorsnede van de atlas, de axis en de derde cervicale wervel (figuur 5.22) is te zien dat er bij lateroflexie in het atlanto-axiale gewricht in het geheel geen beweging plaatsvindt. Lateroflexie komt geheel tot stand door verplaatsingen tussen de axis en de derde cervicale wervel en tussen het os occipitale en de atlas.

Tussen het os occipitale en de atlas is de uitslag gering en bestaat de beweging uit een glijden van de condyli van het os occipitale naar rechts bij lateroflexie naar links en omgekeerd. In figuur 5.22 is een lateroflexie naar links getekend en het is te zien dat de linker condylus de dens nadert maar niet raakt, omdat de beweging beperkt wordt door de spanning van de gewrichtskapsels van de atlanto-occipitale gewrichten en vooral door het laterale atlanto-axiale gewricht rechts.

De totale lateroflexie bedraagt 8°: 5° tussen axis en C3 en 3° tussen os occipitale en atlas.

De flexie-extensie van het os occipitale ten opzichte van de atlas bestaat uit glijden van de condyli occipitales op de massae laterales van de atlas.

Bij flexie (figuur 5.23) schuiven de condyli occipitales ten opzichte van de massae laterales naar achteren. Tegelijkertijd neemt de afstand tussen os occipitale en arcus dorsalis van de atlas toe; omdat deze beweging altijd gepaard gaat met flexie in het atlanto-axiale gewricht, wordt ook de afstand tussen de arcus posterior van de atlas en de arcus vertebrae van de axis groter. De flexie wordt beperkt door de spanning van de kapsels en van de ligamenten aan de achterkant (membrana atlanto-occipitalis posterior en lig. nuchae).

Bij extensie (figuur 5.24) glijden de condyli occipitales naar voren op de massae laterales. Tegelijkertijd nadert het os occipitale de arcus dorsalis van de atlas; omdat er tevens extensie plaatsvindt in het atlanto-axiale gewricht, naderen de arcus dorsalis van de atlas en de arcus vertebrae van de axis elkaar. De extensie wordt door deze drie benige elementen beperkt: bij ver doorgevoerde extensie kan de arcus dorsalis van de atlas als in een notenkraker gevat worden tussen os occipitale en arcus vertebrae van de axis en breken.

De totale uitslag van flexie-extensie in het atlanto-occipitale gewricht bedraagt 15°.

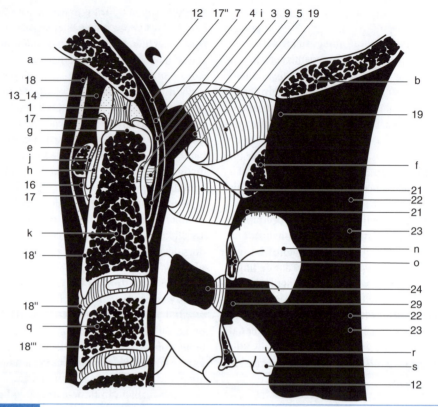

Figuur 5.25

5.9 DE LIGAMENTEN VAN DE SUBOCCIPITALE WERVELKOLOM

De wervelkolom heeft in het suboccipitale gebied zeer veel, zeer sterke ligamenten (figuur 5.25; sagittale doorsnede). De benige onderdelen zijn van boven naar beneden: de pars basilaris van het os occipitale (a) en de squama occipitalis (b), de arcus ventralis (e) en arcus dorsalis (f) van de atlas, en de dens (g) in het verlengde van het corpus vertebrae van de axis (k). Op de dens is het voorste gewrichtsvlakje (h) in contact met het gewrichtsvlakje op de dorsale zijde van de arcus ventralis van de atlas (j). Verder is van de axis alleen de processus spinosus (n) en een gedeelte van de linker lamina (o) getekend. Onder de axis ligt C3 met zijn corpus vertebrae (q), de processus spinosus (s) en een gedeelte van de linker lamina (r). Boven het foramen magnum zijn de fossa cerebelli en een gedeelte van de condylus occipitalis rechts te zien, en verder naar beneden de rechterhelft van de arcus dorsalis van de atlas, de arcus vertebrae van de axis en van C3.

Aan de ventrale zijde is allereerst het lig. apicis dentis (1) te vinden. Dat is kort en dik en loopt van de apex dentis naar de pars basilaris van het os occipitale.
Het lig. cruciforme bestaat uit het lig. transversum (3), dat tegen het achterste gewrichtsvlakje op de dens (i) ligt, en de fasciculi longitudinales tussen de bovenrand van het lig. transversum en het os occipitale (4) en tussen de onderrand van het lig. transversum en de achterzijde van het corpus van de axis (5). Dorsaal hiervan loopt de membrana tectoria (7) van het lig. cruciforme van het os occipitale naar het corpus van de axis. Hierachter ligt het kapsel van het atlanto-occipitale gewricht (9). Het lig. longitudinale posterius (12), dorsaal van de membrana tectoria, zit vast aan de pars basilaris van het os occipitale en aan de caudale rand van de axis, en loopt door over de hele lengte van de wervelkolom tot aan de canalis sacralis.
De membrana atlanto-occipitalis anterior (16) ligt ventraal van het lig. apicis dentis. Die bestaat uit een voorste (13) en achterste (14) laag en loopt van de onderzijde van de pars basilaris van het os occipitale naar de bovenrand en de voorzijde van de arcus ventralis van de atlas. De membrana atlanto-axialis anterior (16) is continu met de membrana atlanto-occipitalis anterior. De losmazige omhulling van het gewricht tussen dens en atlas en het kapsel hieromheen (17) wordt begrensd door de dens en het lig. apicis dentis en door de membrana atlanto-occipitalis anterior en membrana atlanto-axialis anterior. Het lig. longitudinale anterius (18) ligt ventraal van al deze ligamenten, ontspringt aan de onderzijde van de pars basilaris van het os occipitale, overbrugt de arcus ventralis van de atlas zonder eraan vast te zitten en insereert aan de voorzijde van het corpus van de axis (18'). Van hier tot aan het os sacrum zit het ligament vast aan alle disci intervertebrales (18'' en aan de voorzijde van alle corpora vertebrae (18''').

De dorsale bogen van de wervellichamen zijn onderling verbonden door de volgende ligamenten. De membrana atlanto-occipitalis posterior (19) loopt van de dorsale rand van het foramen magnum naar de arcus dorsalis van de atlas en is vergelijkbaar met een lig. flavum. Juist achter de massa lateralis wordt de membrana doorboord door de a. occipitalis en n. cervicalis I. De membrana atlanto-axialis posterior (21) loopt tussen de achterste bogen van atlas en axis, eveneens als een lig. flavum. Juist achter het atlanto-axiale gewricht wordt de membrana doorboord door de n. cervicalis II. Het lig. interspinale (22) verbindt de arcus dorsalis van de atlas en de processus spinosus van de axis met elkaar en voorts alle daaronder gelegen processus spinosi cervicales. Het lig. nuchae (23) is zeer stevig, en ontspringt aan de onderzijde van de squama occipitalis en loopt over de toppen van de processus spinosi naar beneden; het verdeelt daarbij de nekspieren in een linker- en een rechterdeel. Het kapsel van het intervertebrale gewricht tussen de axis en C3 (24) ligt achter het foramen intervertebrale dat de n. cervicalis III bevat. Tot slot verbindt het lig. flavum (29) de dorsale bogen van de axis en C3.

Bewegingsleer Deel III De romp en wervelkolom

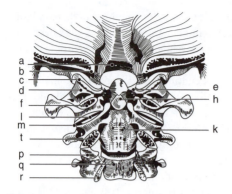

Figuur 5.26

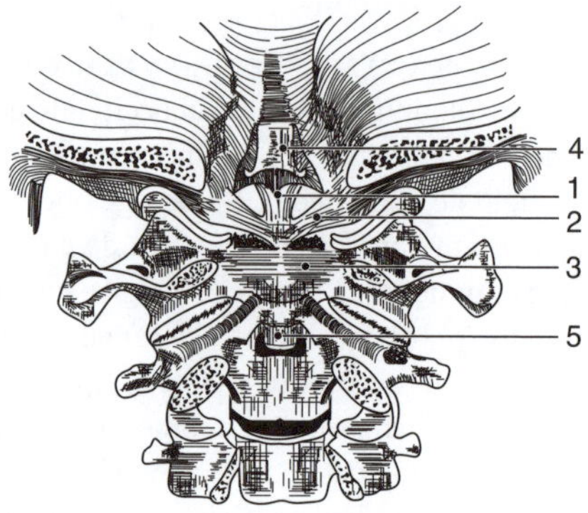

Figuur 5.27

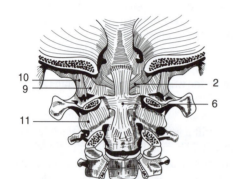

Figuur 5.28

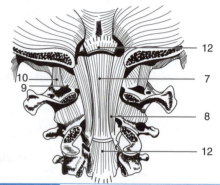

Figuur 5.29

5.10 DE SUBOCCIPITALE LIGAMENTEN

De ligging van deze ligamenten wordt uitgelegd aan de hand van een dorsaal aanzicht van de cervicale wervelkolom in een frontale doorsnede ter hoogte van de achterste bogen, die zijn weggenomen (figuur 5.26 t/m 5.29). Hierbij zijn dezelfde elementen weergegeven als in figuur 5.25.

In figuur 5.26 zijn de benige onderdelen te zien:
- de pars basilaris van het os occipitale (a), de squama occipitalis (b) en de condyli occipitales (c);
- de massae laterales van de atlas (d) en de arcus ventralis (e) en arcus dorsalis (f);
- de dens (g) in het verlengde van het corpus vertebrae van de axis (k);
- de atlanto-axiale gewrichten: het voorste gewrichtsvlakje van de dens (h), dat in contact staat met het gewrichtsvlakje op de dorsale zijde van de arcus ventralis van de atlas, het onderste gewrichtsvlakje op de massa lateralis van de atlas (l) en het bovenste gewrichtsvlakje van de axis (m);
- de doorsnede van de pediculus en van de processus articularis van de axis (t);
- het bovenste gewrichtsvlak van C3 (p), het corpus vertebrae (q) en een gedeelte van de linker lamina (r).

In figuur 5.27 is de diepe laag met ligamenten te zien:
- het lig. apicis dentis (1);
- de ligg. alaria (2);
- het lig. transversum (3), uitgespannen tussen de twee massae laterales van de atlas;
- de fasciculi longitudinales, doorgesneden juist op de rand van het lig. transversum en naar boven omgeklapt (4);
- de fasciculi longitudinales, op dezelfde plaats doorgesneden en naar beneden omgeklapt (5).

In figuur 5.28 is de middelste laag te zien:
- het intacte lig. cruciforme (6), bestaande uit het lig. transversum en de fasciculi longitudinales;
- aan de laterale zijde het kapsel van het atlanto-occipitale gewricht (9), versterkt door het lig. atlanto-occipitale laterale (10);
- het kapsel van het laterale atlanto-axiale gewricht (11), een niveau lager.

In figuur 5.29 is een oppervlakkige laag te zien:
- de membrana tectoria (7 en 8);
- het lig. longitudinale posterius (12).

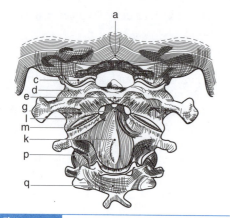

Figuur 5.30

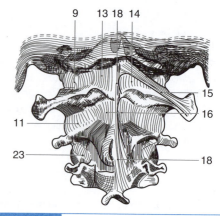

Figuur 5.31

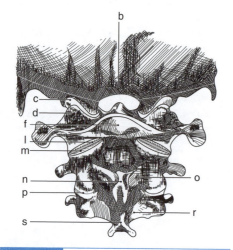

Figuur 5.32

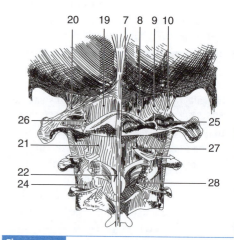

Figuur 5.33

5.10 DE SUBOCCIPITALE LIGAMENTEN (VERVOLG)

In de figuren 5.30 en 5.32 zijn de benige structuren te zien en in de figuren 5.31 en 5.33 de ligamenten.

Een vooraanzicht (figuur 5.30) laat alle tot nu toe beschreven benige structuren zien:
- de pars basilaris van het os occipitale (a) en de condyli occipitales (c);
- de massae laterales (d) en de arcus ventralis (e) van de atlas;
- de dens (g) in het verlengde van het corpus vertebrae van de axis (k),
- het onderste gewrichtsvlakje van het atlanto-axiale gewricht op de massa lateralis van de atlas (l) en het bovenste gewrichtsvlakje van de axis (m);
- het corpus vertebrae van C3 (q).

De ligamenten aan de ventrale zijde zijn (figuur 5.31):
- de membrana atlanto-occipitalis anterior met een oppervlakkige (14) en een diepe (13) laag, dat ligt over het kapsel van het atlanto-occipitale gewricht (9);
- het lig. atlanto-occipitale anterolaterale (15) ligt ventraal daarvan; het loopt schuin van de pars basilaris ossis occipitalis naar de processus transversus van de atlas;
- de membrana atlanto-axialis anterior (16), dat naar lateraal loopt, continu met het kapsel van het atlanto-axiale gewricht (11);
- het lig. longitudinale anterius (18), waarvan hier alleen de linkerhelft getekend is;
- het kapsel van het gewricht tussen de axis en C3 (23).

Een achteraanzicht (figuur 5.32) toont de achterste bogen van atlas (f), axis (o) en C3 (r). Daartussen is de canalis vertebralis zichtbaar, en tussen de squama occipitalis (b) en atlas zien we het foramen magnum.
- de condyli occipitales (c) en de massae laterales van de atlas (d);
- het onderste gewrichtsvlakje van het atlanto-axiale gewricht op de massa lateralis van de atlas (l) en het bovenste gewrichtsvlakje van de axis (m);
- de processus spinosi van de axis (n) en C3 (s).

Figuur 5.33 toont een achteraanzicht van de ligamenten. Aan de rechterzijde zijn de ligamenten getekend die de voorzijde van de canalis vertebralis bekleden (zie ook figuur 5.29):
- de membrana tectoria (7 en 8);
- het kapsel van het atlanto-occipitale gewricht (9), versterkt door het lig. atlanto-occipitale laterale (10).

Aan de linkerzijde van figuur 5.33 zijn de ligamenten aan de achterkant getekend:
- de membrana atlanto-occipitalis posterior (19), continu met het lig. atlanto-occipitale laterale (20), dat loopt tussen de squama occipitalis en processus transversus van de atlas;
- de membrana atlanto-axialis posterior (21);
- het lig. nuchae (22), waarvan hier alleen de linkerzijde getekend is;
- het kapsel van het gewricht tussen de axis en C3 (24).

Verder zijn in figuur 5.33 de volgende zenuwen en bloedvaten getekend.
- De a. vertebralis (rechterzijde) gaat door het foramen transversarium en loopt eerst naar dorsaal. Vervolgens buigt het vat in mediale richting om en gaat langs de achterzijde van de massa lateralis van de atlas (25) verder.
- De n. cervicalis I (26) passeert het foramen voor de a. vertebralis.
- De achterste tak van de n. cervicalis II (27) vormt de n. occipitalis major.
- De dorsale tak van de n. cervicalis III (28) is een tekenfout: in werkelijkheid komt deze door het foramen intervertebrale, dus ventraal van het gewricht tussen de axis en C3 (24).

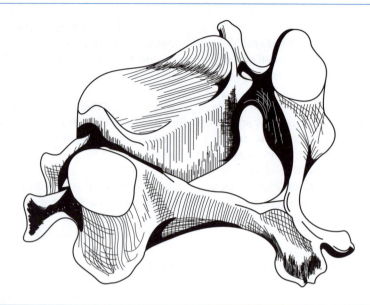

Figuur 5.34

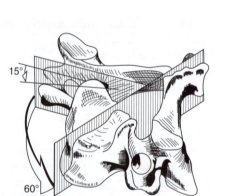

Figuur 5.35

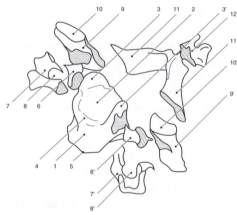

Figuur 5.36

5.11 BOUW VAN EEN HALSWERVEL

In figuur 5.34 is een halswervel schuin van achteren en boven te zien en in figuur 5.36 een halswervel waarbij de delen uit elkaar gehaald zijn.

Het corpus vertebrae (1) heeft een craniale sluitplaat (2) met aan weerszijden een verhoging die in het transversale vlak is afgeplat: de processus unciformes (3). Hiertussen worden de gewrichtsvlakken van de onderzijde van de bovenliggende wervel gevat. Verder heeft de voorzijde van de bovenkant een afgeschuinde rand (4) en is de voorrand aan de onderkant (5) gebogen. Als geheel is de bovenzijde in dwarse richting concaaf en van voor naar achter convex. Via de discus intervertebralis articuleert de bovenzijde van elke wervel met de onderzijde van de erboven gelegen wervel, die in dwarse richting is en van voor naar achter concaaf convex. Deze gewrichten zijn zadelvormig en laten vooral flexie-extensie toe, terwijl de processus unciformes de lateroflexie beperken. Deze processus 'geleiden' als het ware de voor-achterwaartse beweging bij flexie-extensie.

Aan de dorsolaterale zijde van het corpus zijn de pediculi aangehecht (6), de oorsprong van de arcus vertebrae en de bases van de processus transversi (7). De processus transversi zijn qua vorm en gerichtheid nogal bijzonder (figuur 5.36): aan de bovenkant bevindt zich een goot en ze wijzen naar ventrolateraal, onder een hoek van 60° met het sagittale vlak, en zijn ietwat naar beneden gericht onder een hoek van 15° met het horizontale vlak. Het dorsomediale einde van de goot begrenst het foramen intervertebrale; het ventrolaterale einde is gespleten en eindigt in een tweetal tubercula, één voor en één achter, waaraan de mm. scaleni zich hechten. Centraal in de processus transversus bevindt zich een opening, het foramen transversarium (8), waarin de a. vertebralis loopt. De n. cervicalis, die door het foramen intervertebrale loopt, kruist de a. vertebralis onder een rechte hoek, loopt dan door de goot en komt tussen de twee tubercula tevoorschijn. Door de centrale opening lijkt het alsof de processus transversus twee bases heeft: één aan het corpus vertebrae en één aan de processus articularis.

De processus articulares (9) liggen dorsolateraal van het corpus vertebrae, waarmee ze verbonden zijn via de pediculi (6). Zij dragen de gewrichtsvlakken; hier zijn alleen de bovenste (10) getekend, die articuleren met de onderste gewrichtsvlakken van de bovengelegen wervel.

Aan de arcus vertebrae zijn verder nog de laminae (11 en 11') te onderscheiden, die mediaal de processus spinosus vormen (12), aan de top gespleten.

De arcus vertebrae bestaat dus uit de pediculi, de processus articulares, de laminae en de processus spinosus. Het foramen intervertebrale is dus caudaal begrensd door de pediculus, mediaal door het corpus vertebrae en de processus unciformis en lateraal door de processus articularis.

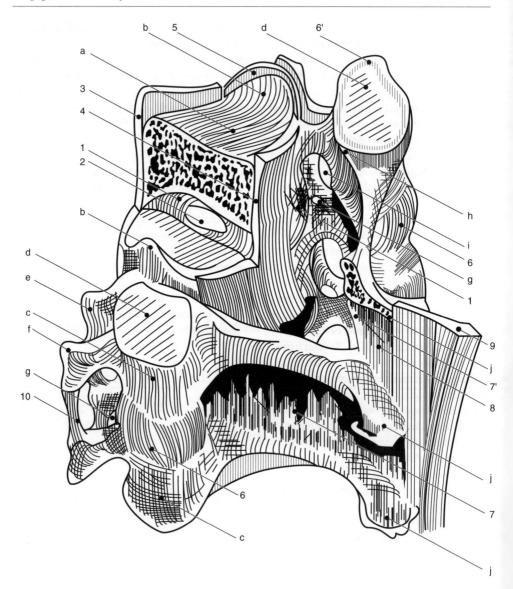

5.12 DE LIGAMENTEN VAN HET ONDERSTE DEEL VAN DE HALSWERVELKOLOM

De ligamenten die de suboccipitale wervels verbinden, zijn reeds besproken. Sommige van deze ligamenten zijn te vervolgen tot in het onderste deel van de halswervelkolom. De ligamenteuze structuren die de lager gelegen wervels verbinden, zijn te zien in figuur 5.37. Dit is een ruimtelijke doorsnede waarin een halswervel in het sagittale vlak doorgesneden is.

Van het corpus vertebrae zijn de bovenste sluitplaat (a) en de processus unciformis (b) getekend. De wervel staat in verbinding met de daaronder gelegen wervel door middel van de discus intervertebralis, waarvan de twee delen duidelijk te zien zijn: de anulus fibrosus (1) en de nucleus pulposus (2). Ventraal van het corpus vertebrae bevindt zich het lig. longitudinale anterius (3) en dorsaal ligt het lig. longitudinale posterius (4). Aan de zijkant worden de uncovertebrale gewrichten omvat door een kapsel (5).

De intervertebrale gewrichten tussen de processus articulares (d) op de pediculus (c) zijn omgeven door een kapsel (6), ook geopend weergegeven (6′).

Tussen de laminae liggen aan beide zijden de ligg. flava (7), waarvan één in doorsnede (7′). De processus spinosi (j) zijn onderling verbonden door de ligg. interspinalia (8), naar dorsaal doorlopend in het lig. supraspinale. Dat laatste valt in het suboccipitale gebied op als het lig. nuchae (9), een oorsprong voor de mm. trapezius en splenius.

De processus transversi, met een voorste (e) en achterste (f) tuberculum, zijn onderling verbonden door een lig. intertransversarium (10).

Ook zichtbaar zijn het foramen transversarium (g) en het foramen intervertebrale (i), met als begrenzing craniaal de pediculus (h), dorsolateraal de processus articulares en het intervertebrale gewricht en ventromediaal het corpus vertebrae, de discus intervertebralis (1) en de processus unciformis (b).

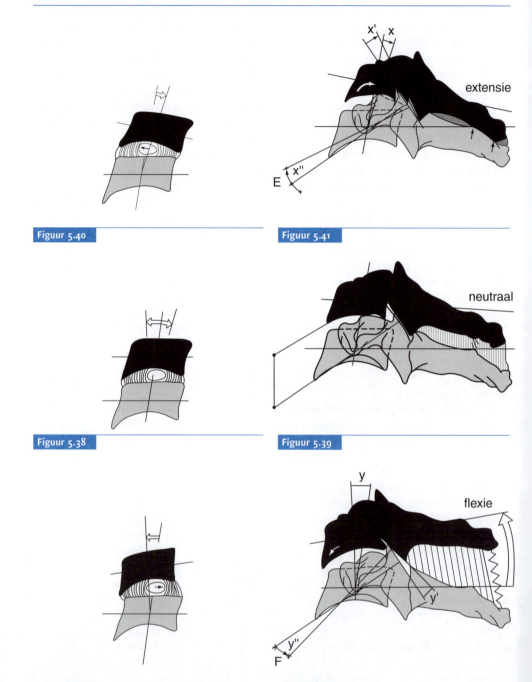

Figuur 5.40

Figuur 5.41

Figuur 5.38

Figuur 5.39

Figuur 5.42

Figuur 5.43

5.13 FLEXIE EN EXTENSIE IN HET ONDERSTE DEEL VAN DE HALSWERVELKOLOM

In de neutrale stand zijn de corpora vertebrae (figuur 5.38, van opzij gezien) met elkaar verbonden door een discus intervertebralis. De nucleus pulposus is in evenwicht is en de vezels van de anulus fibrosus hebben alle een gelijke spanning. De halswervels staan ook met elkaar in contact door de processus articulares, waarvan de gewrichtsvlakken een schuine stand hebben, aflopend naar dorsaal (figuur 5.39). Onder in de halswervelkolom zijn deze gewrichtsvlakken in het sagittale vlak licht concaaf naar voren en het middelpunt van de kromming (met een kruis aangegeven) ligt op een relatief grote afstand naar ventraal en caudaal; door de cervicale lordose liggen de middelpunten van de krommingen verder van elkaar af dan de gewrichtsvlakken zelf. (Zie paragraaf 5.16 voor de betekenis van de convergentie van de assen.)

Bij extensie kantelt de bovengelegen wervel (figuur 5.40) en glijdt naar achteren. De ruimte tussen de wervels wordt aan de achterkant kleiner, de nucleus pulposus wordt enigszins naar voren gedrukt en de voorste vezels van de anulus fibrosus komen op spanning. Dit glijden van de corpus vertebrae vindt niet plaats om het middelpunt van de kromming van de intervertebrale gewrichtsvlakken; er treedt een verwijding op van de gewrichtsspleet van de intervertebrale gewrichten (figuur 5.41). Het bovenste gewrichtsvlak glijdt niet alleen naar beneden en naar achteren op het onderste gewrichtsvlak, maar kantelt ook naar achteren en vormt een hoek X' die gelijk is aan de extensiehoek X en aan de hoek X'' tussen de middelloodlijnen op de twee gewrichtsvlakken.
De extensie wordt beperkt door de spanning in het lig. longitudinale anterius, doordat het gewrichtsvlak op de processus articularis superior van de ondergelegen wervel stuit op het gewrichtsvlak op de processus transversus van de bovengelegen wervel, en vooral doordat de dorsale bogen met elkaar in contact komen.

Bij flexie (figuur 5.42) kantelt de bovengelegen wervel en glijdt naar voren, waardoor de hoogte van de discus intervertebralis aan de voorzijde afneemt en de nucleus pulposus naar achteren wordt gedrukt. Hierbij komen de achterste vezels van de anulus fibrosus op spanning. Het kantelen van de bovengelegen wervel wordt bevorderd doordat de bovenzijde van het daaronder gelegen corpus vertebrae een afgeschuinde voorrand heeft, zodat de als een snavel gevormde rand aan de onderzijde van de bovenliggende wervel er gemakkelijk langs kan glijden. Netzomin als extensie vindt flexie plaats rond het middelpunt van de kromming van de gewrichtsvlakken (figuur 5.43). Het gewrichtsvlak op de processus articularis inferior van de bovengelegen wervel verplaatst zich naar boven en naar voren en tegelijkertijd wijken de gewrichtsvlakken naar achteren over een hoek Y' die gelijk is aan de flexiehoek Y en de hoek Y'' tussen de middelloodlijnen op de twee gewrichtsvlakken.
Flexie wordt niet beperkt doordat botstukken op elkaar stuiten, maar door de spanning in het lig. longitudinale posterius, het kapsel van de intervertebrale gewrichten, de ligg. flava, de ligg. interspinalia en het lig. nuchae.

> Bij auto-ongevallen wordt de cervicale wervelkolom vaak zeer zwaar belast in extensie en daarna in flexie. Dit 'zweepslag'-trauma van de nek gaat gepaard met overrekking en verscheuring van verscheidene ligamenten en in extreme gevallen een luxatie naar voren in de gewrichten: de gewrichtsvlakken van de bovengelegen wervel haken achter de boven-voorrand van die van de ondergelegen wervel; zo'n luxatie is zeer moeilijk te reponeren en levert gevaar op voor het ruggenmerg en het verlengde merg, met direct levensgevaar en kans op quadriplegie of paraplegie.

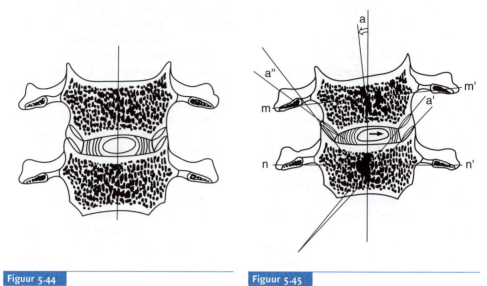

Figuur 5.44

Figuur 5.45

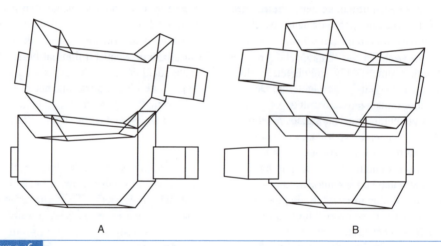

A

B

Figuur 5.46

5.14 BEWEGINGEN IN DE UNCOVERTEBRALE GEWRICHTEN

Tot dusver zijn alleen de bewegingen in de gewrichten tussen de processus articulares en in de disci intervertebrales beschouwd. In de cervicale wervelkolom bestaan op elk niveau evenwel nog twee daarbij komende kleine gewrichten: de uncovertebrale gewrichten. In een frontale doorsnede (figuur 5.44) is tussen twee wervels de discus intervertebralis getekend, met de nucleus pulposus en de anulus fibrosus. De discus reikt echter niet tot de zijkant van de wervels. In werkelijkheid is de bovenzijde van de wervel aan de laterale zijde verhoogd door uitsteeksels die in het sagittale vlak zijn gelegen. Dit zijn de processus unciformes, waarvan het mediale vlak naar bovenmediaal is gericht, dat bedekt is met kraakbeen en articuleert met een halvemaanvormig gewrichtsvlakje op de laterale zijde van de onderkant van de erboven gelegen wervel. Dit kleine gewrichtje heeft een kapsel dat mediaal verbonden is met de discus intervertebralis.

Bij flexie-extensie glijdt het bovengelegen corpus vertebrae naar voren of naar achteren en daarbij glijden de gewrichtsvlakken in de uncovertebrale gewrichten op dezelfde wijze. De processus unciformes 'geleiden' het corpus vertebrae bij deze beweging.

Bij lateroflexie (figuur 5.45) wijken de gewrichtsvlakken in de uncovertebrale gewrichten met een hoek a' en a" die gelijk is aan de lateroflexiehoek a en de hoek tussen de twee horizontalen n=n' en mm' die door twee processus transversi lopen.
In de tekening is ook de verplaatsing van de nucleus pulposus naar lateraal te zien, evenals het op spanning komen van het heterolaterale uncovertebrale gewrichtskapsel.

> In werkelijkheid zijn de bewegingen in de uncovertebrale gewrichten veel complexer. Zuivere lateroflexie komt niet voor, maar gaat altijd samen met rotatie en extensie. In deze gewrichten wijken de vlakken niet naar boven of naar beneden, maar glijden ze ook naar achteren en wijken ze naar voren. Dat is in figuur 5.46 sterk geschematiseerd getekend en is beter te begrijpen nadat het mechanisme van lateroflexie en rotatie behandeld is.

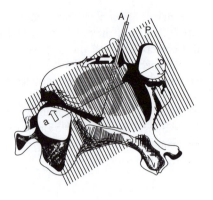

Figuur 5.47

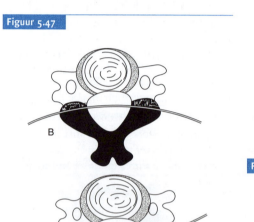

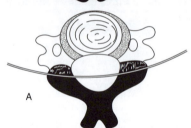

Figuur 5.50

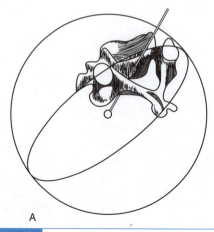

Figuur 5.48

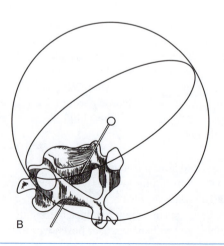

Figuur 5.49

5.15 RICHTING VAN DE GEWRICHTSVLAKKEN; DE GEMEENSCHAPPELIJKE AS VOOR ROTATIE EN LATEROFLEXIE

De lateroflexie en rotatie in de halswervelkolom worden bepaald door de stand van de gewrichtsvlakken op de processus articulares, die noch een zuivere rotatie, noch een zuivere lateroflexie toelaat.

Bij een wervel in het midden van de halswervelkolom, bijvoorbeeld C5 (figuur 5.47), is te zien dat de bovenste gewrichtsvlakken vlak zijn en in een vlak P liggen dat schuin naar dorsocaudaal staat. Hierdoor kan C4 slechts op twee manieren bewegen: verschuiven naar ventrocraniaal (bij flexie) of naar dorsocaudaal (bij extensie), of samengesteld verschuiven, dat wil zeggen dat het ene gewrichtsvlak naar ventrocraniaal (pijl a) en het andere naar dorsocaudaal (pijl b) gaat. Deze verschuiving houdt rotatie in om een as A loodrecht op vlak P, waarbij de as in het mediane vlak is gelegen, dus op de middelloodlijn van de lijn die de middelpunten van de gewrichtsvlakken op C5 verbindt. De rotatie van C4 om as A ten opzichte van C5 is een combinatie van lateroflexie naar rechts en rotatie naar rechts.

Horizontale doorsneden op het niveau van de intervertebrale gewrichten laten zien dat de vlakken op andere niveaus niet geheel vlak zijn, maar licht convex naar achteren op het niveau C6 en C7 (figuur 5.48A) of licht concaaf naar achteren tussen C3 en C4 (figuur 5.48B). Dit is niet in tegenspraak met de zojuist gegeven uitleg, omdat vlak P vervangen kan worden door een bol oppervlak met een grote straal en een middelpunt dat op as A is gelegen, onder de wervel voor C6 en C7 (figuur 49A) en boven de wervel voor C3 en C4 (figuur 49B): de resultante-as blijft dus as A van figuur 5.47.

Op een zijdelingse röntgenfoto van de halswervelkolom (figuur 5.50) is de stand van de gewrichtsvlakken goed te zien. De vlakken a, b, c, d, e, f staan schuin ten opzichte van de verticaal en van beneden naar boven wordt de stand schuiner: vlak f (de overgang C7-Th1) staat slechts 10° gekanteld ten opzichte van het horizontale vlak, terwijl vlak b (de overgang C3-C4) 40 à 45° ten opzichte van het horizontale vlak gekanteld is. Tussen de vlakken f en a is een verschil in stand van 30 à 35°. Overigens komen deze vlakken niet in één punt samen; er zijn onregelmatigheden in de toename van de stand van beneden naar boven. Zo staan de vlakken d, e en f bijna parallel, terwijl a, b en c sterk convergeren.

Een middelloodlijn op elk van de gewrichtsvlakken stelt de projectie van as A in figuur 5.47 in het sagittale vlak voor. De schuine stand van deze assen (1, 2, 3, 4, 5 en 6) neemt regelmatig toe en verplaatst over een hoek van 30 à 35°, maar het belangrijkste is dat de onderste as (6) bijna verticaal staat, hetgeen een bijna zuivere rotatie inhoudt. De hoogste as (1) heeft een hoek van 40 à 45° met de verticale, zodat hier evenveel rotatie als lateroflexie plaatsvindt (zie par. 5.18).

In figuur 5.50 zijn de bewegingscentra volgens Penning met plusjes aangegeven en die komen overeen met de posities van de dwarse assen voor flexie en extensie van iedere bovengelegen wervel. Het bewegingscentrum ligt in de lager gelegen halswervels meer naar craniaal en ventraal in het corpus vertebrae dan op de hogere niveaus. Deze bewegingscentra vallen niet samen met de snijpunten van de middelloodlijnen op de twee bewegende delen van de bovenliggende wervel, namelijk het onderste gewrichtsvlakje en de onderzijde van het corpus vertebrae. In de tekening zijn deze theoretische plaatsen aangegeven met sterretjes; de bewegingscentra zijn afgeleid van zijdelingse röntgenfoto's in uiterste flexie en extensie genomen.

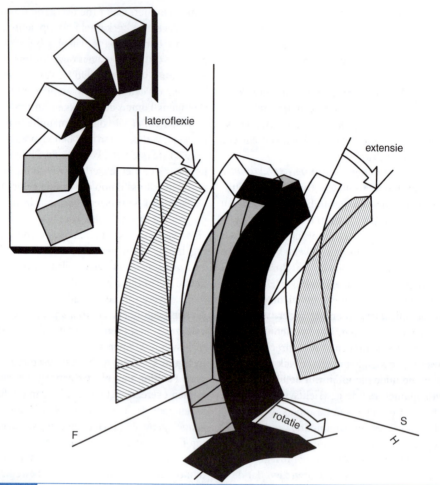

Figuur 5.51

5.16 COMBINATIE VAN LATEROFLEXIE EN ROTATIE IN HET ONDERSTE DEEL VAN DE HALSWERVELKOLOM

Zoals reeds beschreven, zal op elk niveau de rotatie om de schuine as een combinatie van lateroflexie en rotatie inhouden. Als het deel van de halswervelkolom tussen C2 en Th1 als één geheel genomen wordt, komt hierbij ook nog een extensie (figuur 5.51).

Th1 ligt precies in de as van de wervelkolom, en de beweging tussen C7 en Th1 bestaat uit een rotatie-lateroflexie van C7. Uitgaande van een stand van lateroflexie en rotatie laat de beweging tussen C6 en C7 tevens een extensie zien. Dit mechanisme neemt van beneden naar boven toe en is in zijn geheel te zien indien de beweging wordt vastgelegd in zijn drie referentievlakken, of indien voor-achterwaartse en zijdelingse röntgenopnamen worden gemaakt (projecties in het transversale vlak zijn helaas niet mogelijk). De lateroflexie vindt plaats in het frontale vlak (F), de extensie in het sagittale vlak (S) en de rotatie in het horizontale vlak (H).

Afgezien van de flexie-extensie vindt er in de halswervelkolom dus steeds een stereotiepe beweging plaats, namelijk een combinatie van lateroflexie, rotatie en extensie, waarbij de extensiecomponent ten dele gecompenseerd wordt door flexie in het onderste deel van de halswervelkolom. Tegelijkertijd kunnen de overige componenten van deze samengestelde beweging slechts in het bovenste deel van de halswervelkolom worden gecompenseerd.

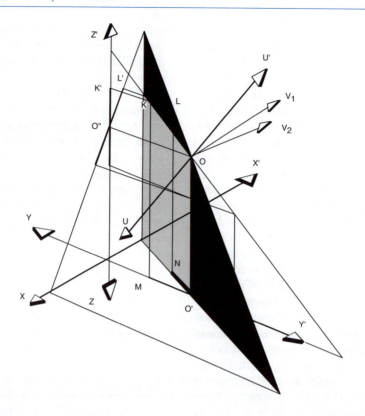

Figuur 5.52

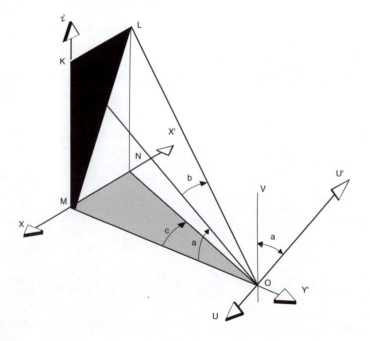

Figuur 5.53

5.17 DE GEOMETRIE VAN DE LATEROFLEXIE- EN ROTATIECOMPONENTEN

Een eenvoudige geometrische voorstelling maakt het mechanisme van de lateroflexie en rotatie duidelijk. In een ruimtelijk schema (figuur 5.52) wordt de rotatie om as UU' voorgesteld, met een verloop schuin naar caudaal en ventraal, zoals de samengestelde as voor lateroflexie en rotatie. Deze as ligt in het sagittale vlak, bepaald door de verticaal (ZZ') en de horizontaal (YY'), en loopt naar het snijpunt van de drie loodrecht op elkaar staande assen ZZ', YY' en XX'.

Indien het segment OK loodrecht op de as UU' om deze as draait, bijvoorbeeld naar rechts, wordt de positie OL bereikt. Tegelijkertijd komt de projectie O'M in het horizontale vlak op positie O'N en op dezelfde wijze komt de projectie O''K' in het frontale vlak op de positie O''L'. De grootte van de hoeken K'O''L' en MO'N kan worden uitgedrukt als functie van de rotatiehoek KOL en van de hoek tussen de as UU' en de verticaal. Dit is te zien in figuur 5.53, de vereenvoudigde situatie waarin de as UU' een hoek a met de verticaal (V) maakt en waarin segment OK te zien is in de uitgangspositie en in de positie OL na een rotatie om as UU' over hoek b.

De rotatiehoek c en de lateroflexiehoek d kunnen – voor de geïnteresseerde – worden berekend volgens de afleiding:

$$\operatorname{tg} c = \frac{MN}{OM} = \frac{KL}{OM}; \operatorname{tg} b = \frac{KL}{OK} \text{ of}$$

$$KL = OK \operatorname{tg} b; \cos a = \frac{OM}{OK} \text{ of}$$

$$OM = OK \cos a$$

daaruit volgt: $\operatorname{tg} c = \dfrac{\operatorname{tg} b}{\cos a}$

en voorts: $\sin a = \dfrac{KM}{OK}$ of

$KM = OK \sin a; \operatorname{tg} d = \dfrac{KL}{KM}$

daarom: $\operatorname{tg} d = \dfrac{\operatorname{tg} b}{\sin a}$

Met deze analyse zijn twee posities vast te stellen.
- Als de as UU' verticaal loopt, is de hoek a = 0, dus cos a = 1. Daaruit volgt dat tg c = tg b, dus c = b. Dit betekent: als de as verticaal staat, is rotatie om deze as een zuivere rotatie zonder enige lateroflexie.
- Omgekeerd, als de as UU' horizontaal zou lopen (wat niet mogelijk is), zou sin a = 1, en tg d = tg b, dus d = b. In dat geval zou rotatie om as UU' een zuivere lateroflexie zijn.

De as UU' ligt echter tussen deze posities in, onder een hoek van 45° met de verticaal. Zo is aan te tonen dat de hoek d van de lateroflexie en de hoek c van de rotatie gelijk zijn.

Terugkerend naar figuur 5.52, is vast te stellen dat als de twee elkaar opvolgende wervels ten opzichte van elkaar over een hoek KOL draaien, de as V_1 van het gewricht tussen ondergelegen en bovengelegen wervel wordt meegenomen. Deze as wordt verplaatst naar V_2; en komend uit het sagittale vlak, komt hij schuin te staan ten opzichte van de drie referentieassen, hetgeen verklaart dat er een nieuwe bewegingscomponent optreedt: extensie. Het is mogelijk de grootte van de hoeken op elk niveau te berekenen, maar dit is zo gecompliceerd dat rekenapparatuur noodzakelijk is. Het is gemakkelijker deze bewegingen te bestuderen in een mechanisch model.

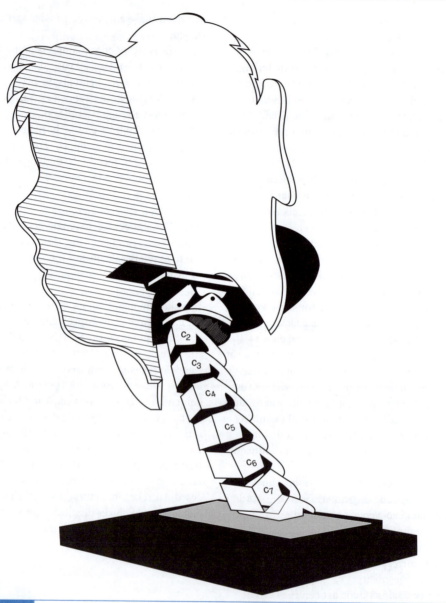

Figuur 5.54

5.18 MECHANISCH MODEL VAN DE HALSWERVELKOLOM

Uitgaand van de mechanische concepten en van de functionele verdeling in een bovenste (suboccipitaal) en onderste deel in de halswervelkolom, is een mechanisch model te maken (figuur 5.54) waarin de verschillende bewegingen in de wervelkolom kunnen worden voorgesteld.

In het onderste deel van de halswervelkolom, dat wil zeggen tussen C2 en Th1, vinden alleen gecombineerde bewegingen plaats om schuine assen (zie par. 5.20), in overeenstemming met de anatomische schuine stand en de positie ten opzichte van de corpora vertebrae, die in het model niet onderling door een discus verbonden zijn. De corpora vertebrae zelf beperken de lateroflexie en de rotatie. Met opzet is de flexie-extensie uit het model weggelaten om de lateroflexie en de rotatie als bewegingen duidelijker te laten uitkomen.

Het suboccipitale deel van de halswervelkolom is strikt volgens zijn mechanische eigenschappen gebouwd en daarin zijn te vinden:
- een verticale as, overeenkomend met de dens, die behalve rotatie enige flexie-extensie toestaat van het ellipsvormige blad dat de atlas voorstelt, als een gevolg van een zekere speling die met opzet is aangebracht tussen deze wervel en het corpus van C2;
- een complex met drie loodrecht op elkaar staande assen en een kleine bewegingsuitslag, corresponderend met het atlanto-occipitale gewricht;
- een verticale as door het centrum van de atlas;
- twee loodrecht op elkaar staande assen die ten opzichte van de verticale as door het centrum van de atlas een cardan vormen en die de assen voor lateroflexie en flexie-extensie in het atlanto-occipitale gewricht voorstellen.

Als geheel is het suboccipitale deel van de wervelkolom een keten met drie assen en drie vrijheidsgraden, die C2 met het os occipitale verbindt. Dat laatste wordt in het model voorgesteld als een horizontale plank waarop de drie referentievlakken van het hoofd bevestigd zijn, namelijk het sagittale vlak (licht gearceerd), het frontale vlak (wit) en het transversale vlak (zwart).

Dit model maakt duidelijk hoe de twee segmenten elkaar functioneel aanvullen. Het laat zien hoe de lateroflexie-rotatie naar rechts van het onderste deel van de halswervelkolom wordt omgezet in een zuivere lateroflexie in het suboccipitale deel door het opheffen van ongewenste componenten.

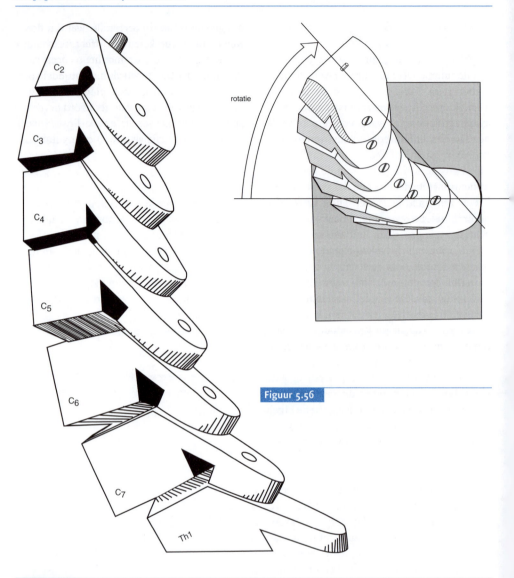

Figuur 5.56

Figuur 5.55

5.19 LATEROFLEXIE EN ROTATIE IN HET MODEL VAN DE HALSWERVELKOLOM

In het onderste deel van de halswervelkolom (figuur 5.55) is te zien dat, functioneel gesproken, elk corpus vertebrae een arcus heeft, schematisch voorgesteld door een plankje dat naar caudaal en dorsaal loopt en voorzien is van een wigvormig blok. De rol van deze blokken is de convergentie van de gewrichtsvlakken voor te stellen en zo de cervicale lordose te imiteren (zie figuur 5.50). Loodrecht op elk van deze gewrichtsvlakken staat de schuine as, voorgesteld door een schroef, die de beweging van de bovenliggende wervel bepaalt. Zo kan de bovengelegen wervel zich alleen ten opzichte van de ondergelegen wervel verplaatsen door middel van een rotatie om deze schuine as (zie figuur 5.50). Wordt derhalve een rotatie uitgevoerd om de zes assen in dit model, dan ontstaat een lateroflexie en rotatie van 50° (figuur 5.56), wat overeenkomt met de rotatieuitslag van het onderste deel van de halswervelkolom, en verder een geringe extensie, die in het model niet goed zichtbaar is.

Ook de vorm van de bovenzijde van C2, functioneel het atlanto-axiale gewricht, is belangrijk. Het is convex in voor-achterwaartse richting, wat correspondeert met de bovenste gewrichtsvlakken van de axis en wat flexie-extensie van de atlas toestaat (hier niet weergegeven). De verticale as, die functioneel de dens voorstelt, maakt rotatie mogelijk.

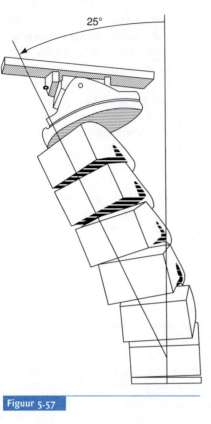

Figuur 5.57

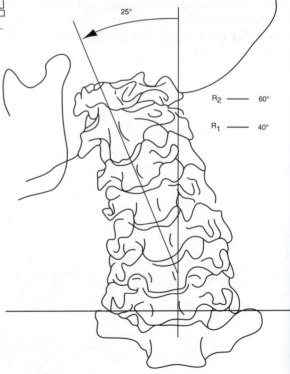

R_2 —— 60°
R_1 —— 40°

Figuur 5.58

5.20 VERGELIJKING VAN HET MODEL MET DE HALSWERVELKOLOM BIJ LATEROFLEXIE EN ROTATIE

In figuur 5.57 (een vooraanzicht van het model) is te zien dat een zuivere rotatie naar één zijde gepaard gaat met een lateroflexie van 25° van het onderste deel van de halswervelkolom. Ook indien de halswervelkolom zuiver voor-achterwaarts op een röntgenfoto wordt geprojecteerd en er een zuivere rotatie van het hoofd wordt uitgevoerd (figuur 5.58), vindt er ter hoogte van de axis lateroflexie van precies 25° ten opzichte van de verticaal plaats.

De conclusie is dus dat lateroflexie altijd samengaat met rotatie in het suboccipitale gebied (zoals Fick en Weber aan het einde van de negentiende eeuw hebben vastgesteld), maar ook dat de lateroflexie in het suboccipitale deel wordt gecompenseerd om een zuivere rotatie te krijgen (zoals Penning en Brugger meer recentelijk hebben beschreven), en omgekeerd dat rotaties in het onderste deel van de halswervelkolom in het suboccipitale deel worden gecompenseerd om een zuivere lateroflexie te krijgen (zie figuur 5.54).

5.21 COMPENSATIES IN HET SUBOCCIPITALE GEBIED VAN DE WERVELKOLOM

Een gedetailleerd model van de halswervelkolom (zie figuur 5.59) in zuivere rotatie laat het mechanisme van het suboccipitale gebied zien en de compensatiemogelijkheden om een zuivere rotatie te realiseren.

Van boven naar beneden zijn te zien:
- het horizontale vlak (A) dat de basis van het os occipitale voorstelt;
- aan de onderzijde hiervan twee frontaal gelegen steunen (B) voor de sagittale lateroflexieas (4) van het atlanto-occipitale gewricht;
- deze as (4) is verbonden via een tussenstuk (C) met een transversale as (3) voor de flexie-extensie in het atlanto-occipitale gewricht;
- deze laatste (3) wordt gesteund door twee verticale delen (D') die verbonden zijn met een horizontaal vlak (D), draaiend op vlak E om een verticale as (2): de rotatieas van het atlanto-occipitale gewricht (aan het oog onttrokken door C);
- vlak E, functioneel gelijk aan de atlas, is beweeglijk verbonden met de axis (F) door een verticale as (1) die de dens voorstelt en hier aangegeven als een niet geheel aangedraaide schroef waardoor het mogelijk is dat er naast rotatie flexie-extensie optreedt op het convexe bovenste oppervlak van F, de axis.

216 Bewegingsleer Deel III De romp en wervelkolom

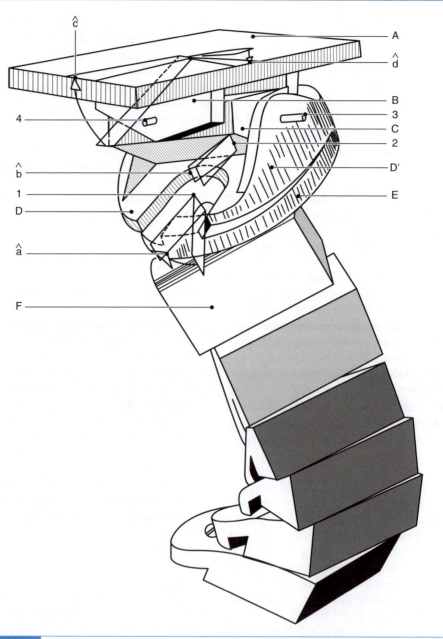

Figuur 5.59

5.21 COMPENSATIES IN HET SUBOCCIPITALE GEBIED VAN DE WERVELKOLOM (VERVOLG)

Als geheel genomen heeft het suboccipitale deel van de halswervelkolom drie functionele componenten (figuur 5.59):
- de axis (F) met de dens (as 1);
- de atlas (E) die articuleert met de dens en met de bovenzijde van de axis;
- het os occipitale (A), rustend op een functioneel samenstel van twee steunpunten (B) met drie loodrecht op elkaar staande assen, het atlanto-axiale gewricht met een rotatieas (2), een flexie-extensieas (3) en een lateroflexieas (4). De twee laatste vormen samen een cardan (C).

De transversale as wordt ondersteund door twee verticale onderdelen (D') met een directe voortzetting van het horizontale plateau (D), dat roteert op plateau (E) met behulp van de verticale as (2) en verbonden met de as (F) door een verticaal deel, het odontoïd.

Deze componenten functioneren als volgt. Bij lateroflexie en rotatie in het onderste deel van de halswervelkolom wordt zuivere rotatie van het os occipitale verkregen door de volgende drie bewegingscomponenten in de suboccipitale gewrichtsketen:
- een rotatiecomponent naar rechts om de assen 1 en 2, functioneel het verlengstuk van het onderste deel van de halswervelkolom en voornamelijk plaatsvindend in het atlanto-axiale gewricht (hoek â) en minder in het atlanto-occipitale gewricht (hoek b̂);
- extensie om as 3 (hoek ĉ) die de flexie als gevolg van de rotatie om as 1 compenseert;
- een geringe lateroflexie naar de andere zijde om as 4 (hoek d̂) (het grootste deel van de lateroflexie in het onderste deel van de halswervelkolom is reeds geneutraliseerd door de extensie om as 3).

In anatomische zin worden deze bewegingen in het suboccipitale gebied veroorzaakt door de activiteit van de korte nekspieren (zie paragraaf 5.32). Deze spieren kunnen worden bezien als een fijn instelmechanisme, omdat ze door kleine compenserende bewegingen elke beweging ontdoen van onbedoelde bijbewegingen.

Bij zuivere rotatie van het hoofd naar rechts (figuur 5.59) wordt de complementaire rotatie in het suboccipitale deel naar rechts bereikt door de contractie van de m. obliquus capitis inferior rechts, de m. rectus capitis posterior major en de m. obliquus capitis superior links. Al deze spieren zorgen voor extensie, zoals hiervoor beschreven. De lateroflexie naar links wordt bewerkstelligd door de m. obliquus capitis superior links, de m. rectus capitis lateralis en de m. rectus capitis anterior. De flexie door de laatste twee spieren wordt tegengegaan door de extensiewerking van de overige spieren.

Bij zuivere lateroflexie van het hoofd naar rechts (zie figuur 5.54) bewerkstelligen de m. obliquus capitis superior links en de mm. recti posteriores major en minor een rotatie naar links; de mm. recti posteriores major en minor en de m. obliquus capitis inferior rechts zorgen voor lateroflexie naar rechts. Ten slotte wordt de extensie door deze spieren, evenals de extensie in het onderste deel van de halswervelkolom (als gevolg van de rotatie naar links), gecompenseerd door de flexoren: de m. longus capitis rechts, de m. rectus capitis anterior en de m. rectus capitis lateralis.

Zo verduidelijkt dit mechanisch model de anatomische en functionele relatie tussen de twee delen van de halswervelkolom. In het onderste deel van de halswervelkolom zijn de spieren te vinden die zorgen voor gecombineerde rotatie, lateroflexie en extensie. Dat zijn de lange spieren die schuin naar caudaal, lateraal en dorsaal lopen, zoals de m. splenius cervicis, de m. longissimus thoracis, de m. longissimus cervicis, de m. iliocostalis, de m. levator scapulae en in mindere mate de mm. scaleni. Het suboccipitale deel is een gewrichtscomplex met drie assen en drie graden bewegingsvrijheid dat wordt bestuurd door de kleine suboccipitale spieren. Die kunnen door de synergistische-antagonistische activiteit ongewenste bewegingen verhinderen in het suboccipitale gebied die ontstaan door de bewegingen in het onderste deel van de wervelkolom, zodat een zuivere beweging kan plaatsvinden.

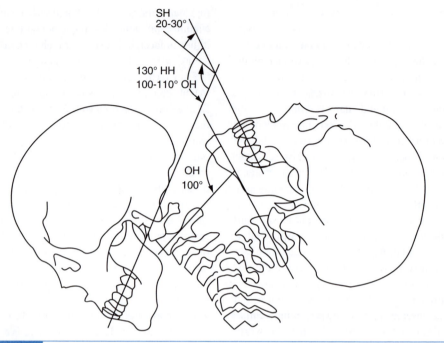

Figuur 5.60

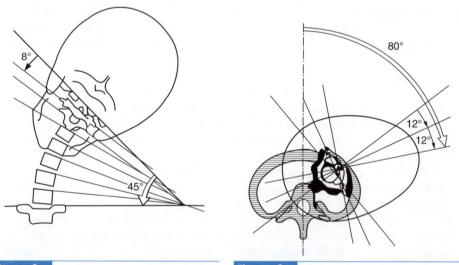

Figuur 5.61

Figuur 5.62

5.22 BEWEGINGSUITSLAG IN DE HALSWERVELKOLOM

Bij het vergelijken van zijaanzichten in de uiterste standen van flexie en extensie (figuur 5.60) is waar te nemen dat de totale bewegingsuitslag van flexie-extensie in het onderste deel van de halswervelkolom 100-110° bedraagt (OH). Voor de hele halswervelkolom is dit 130° (HH) ten opzichte van het vlak door de onderkaak. De bijdrage van het suboccipitale deel van de halswervelkolom bedraagt 20-30° (SH).

Op dezelfde wijze kan door middel van voor-achterwaartse opnamen de uitslag van lateroflexie van het hoofd worden bepaald op een totaal van 45° (figuur 5.61). Een lijn door de twee processus transversi van de atlas en een lijn door de bases van de processus mastoidei links en rechts, laten zien dat in het suboccipitale gebied aan deze uitslag voor 8° wordt bijgedragen; dat is alleen in het atlanto-occipitale gewricht.

De rotatieuitslag is lastiger te bepalen, in het bijzonder het aandeel van elk van de niveaus (figuur 5.62). Naar weerszijden is de rotatie 80-90°. Hierin zit 12° van het atlanto-occipitale gewricht en 12° van het atlanto-axiale gewricht.

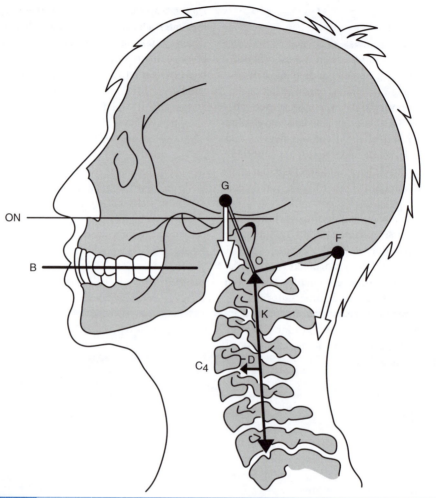

Figuur 5.63

5.23 EVENWICHT VAN HET HOOFD OP DE HALSWERVELKOLOM

Als de blikrichting horizontaal is, is het hoofd in evenwicht (figuur 5.63). In deze stand staat het bijtvlak (B), hier voorgesteld door een stuk karton tussen de tanden, horizontaal. Dat geldt ook voor het vlak door oor en neus (ON), dat loopt door de spina nasalis en de bovenrand van de uitwendige gehoorgang.

Als geheel stelt het hoofd een hefboom voor:
- het steunpunt O ligt ter hoogte van de condyli occipitales;
- de kracht G wordt bepaald door het gewicht van het hoofd en wordt uitgeoefend op het zwaartepunt vlak bij de sella turcica;
- de kracht F is de spierkracht van de nekspieren die ervoor zorgt dat het hoofd niet voorover valt.

> Doordat het zwaartepunt van het hoofd tamelijk ventraal gelegen is, zijn de achterste nekspieren sterker dan de voorste. De extensoren werken in feite tegen de zwaartekracht in, terwijl de flexoren in de richting van deze kracht werken. Hierdoor is er steeds een spanning in de nekspieren om het voorover vallen van het hoofd tegen te gaan. Alleen in geval van slapen in zittende houding vermindert deze spanning en zakt het hoofd op de borst.

De halswervelkolom is niet recht, maar concaaf naar achteren. Deze cervicale lordose wordt gekarakteriseerd door:
- de koorde (K) die loopt tussen de condyli occipitales en de onderrand van de achterkant van het corpus vertebrae van C7;
- de diepte (D) die loodrecht op de koorde staat vanaf de onderrand van de achterkant van het corpus vertebrae van C4.

De diepte neemt toe met groter worden van de lordose; hij wordt gelijk aan nul als de wervelkolom recht is. De waarde kan zelfs negatief worden bij flexie, als de halswervelkolom concaaf naar voren wordt.
De koorde is gewoonlijk kleiner dan de halswervelkolom, maar wordt in waarde hieraan gelijk als de wervelkolom recht is. Zo is voor de cervicale wervelkolom de index van Delmas te bepalen waarover in het eerste hoofdstuk gesproken is (par. 1.6).

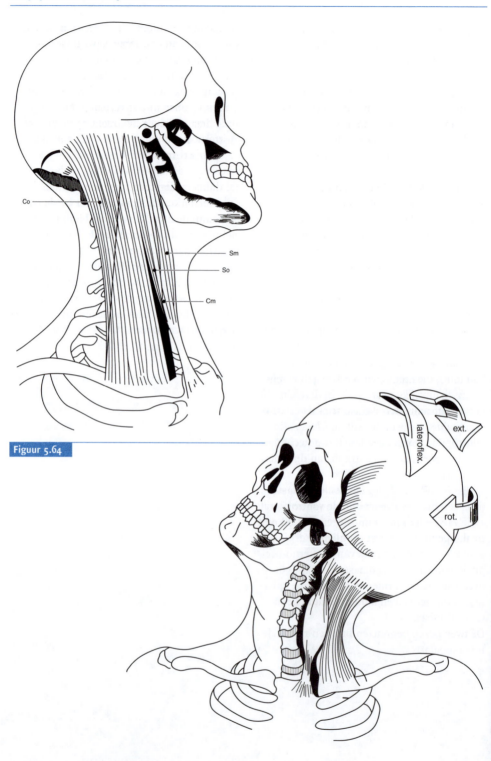

Figuur 5.64

Figuur 5.65

5.24 STRUCTUUR EN FUNCTIE VAN DE M. STERNOCLEIDO-MASTOIDEUS

Een betere naam voor de m. sternocleidomastoideus zou zijn m. sternocleido-occipitomastoideus, want er zijn vier koppen te onderscheiden (figuur 5.64). De eerste is de cleidomastoideuskop (Cm), die diep ligt, uitgespannen tussen het mediale deel van de clavicula en de processus mastoideus. Verder zijn er drie oppervlakkige koppen, die samen de vorm van een N hebben als ze een beetje uit elkaar worden gehaald, maar die onderling nogal vervlochten zijn, behalve in het onderste mediale deel bij het mediale uiteinde van de clavicula waar de groeve van Sédilot wordt gevormd. Deze drie koppen zijn: de cleido-occipitale kop (Co), die het grootste deel van de m. cleidomastoideus bedekt en waarvan de aanhechtingen zich ver naar achteren op de linea nuchae superior bevinden, de sterno-occipitale kop (So) en de sternomastoideuskop (Sm), die met de vorige kop aan een gemeenschappelijke pees op de bovenzijde van het manubrium sterni ontspringt. De sterno-occipitale kop voegt zich bij de cleido-occipitale kop; de sternomastoideuskop hecht aan aan de bovenrand en voorrand van de processus mastoideus.

Als geheel vormt de m. sternocleidomastoideus een brede spierband in de ventrolaterale zijde van de hals, schuin naar caudaal en ventraal lopend. Het meest opvallende deel is de gemeenschappelijke pees van de sterno-occipitale kop en de sternomastoideuskop; deze twee spierdelen vormen een fusiforme spiermassa die gemakkelijk door de huid heen waarneembaar is.

De twee pezen begrenzen links en rechts de fossa jugularis.

Eenzijdige contractie van deze spier (figuur 5.65) geeft een driedelige beweging, namelijk heterolaterale rotatie, homolaterale lateroflexie en extensie. Deze stand is typisch voor de aangeboren torticollis, vaak terug te voeren tot een te korte m. sternocleidomastoideus. Het effect van dubbelzijdige contractie van de m. sternocleidomastoideus is afhankelijk van de contractietoestand van de overige halsspieren. Is de halswervelkolom mobiel, dan zal dubbelzijdige contractie de cervicale lordose versterken met extensie van het hoofd en flexie van de cervicale wervelkolom ten opzichte van het thoracale deel (zie figuur 5.92). Is de halswervelkolom echter gefixeerd door de contractie van de prevertebrale spieren, dan zal dubbelzijdige contractie resulteren in een flexie van de halswervelkolom ten opzichte van het thoracale deel en flexie van het hoofd (zie figuur 5.97).

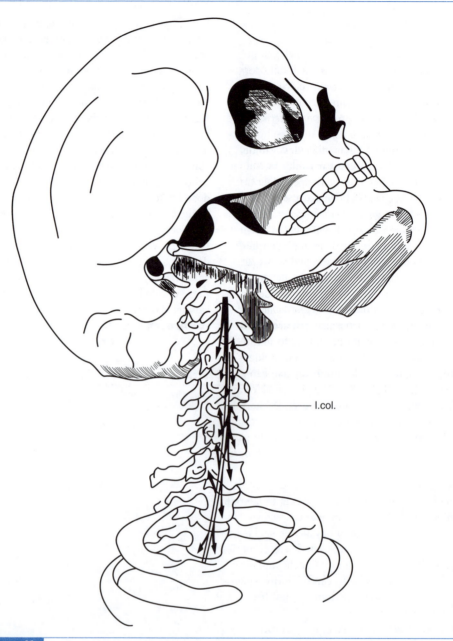

Figuur 5.66

5.25 DE PREVERTEBRALE SPIEREN: M. LONGUS COLLI

De m. longus colli is de diepst gelegen prevertebrale spier (figuur 5.66). Hij ligt op de voorzijde van de halswervels en reikt van de arcus anterior van de atlas tot aan de derde thoracale wervel. Er zijn drie delen te onderscheiden.

- Er is een schuin afdalend deel, dat bij het tuberculum anterius van de atlas begint en met drie of vier slippen eindigt op de tubercula anteriora van de processus transversi van C3 tot en met C6.
- Er is een schuin opstijgend deel, dat zijn origo heeft op de corpora van Th2 en Th3 en met drie of vier slippen eindigt op de tubercula anteriora van de processus transversi van C4 tot en met C7.
- Er is een longitudinaal deel juist naast de mediaanlijn en dieper gelegen dan beide vorige; het insereert op de corpora vertebrae van C2 tot en met Th3.

De m. longus colli bedekt dus de gehele voorzijde van de halswervelkolom aan weerskanten van de mediaanlijn. Een dubbelzijdige symmetrische contractie vermindert de cervicale lordose en veroorzaakt flexie van de hals. Zo speelt hij een belangrijke rol bij het stabiliseren van de halswervelkolom. Een enkelzijdige contractie geeft flexie van de halswervelkolom, samen met een lateroflexie naar de kant van de contractie.

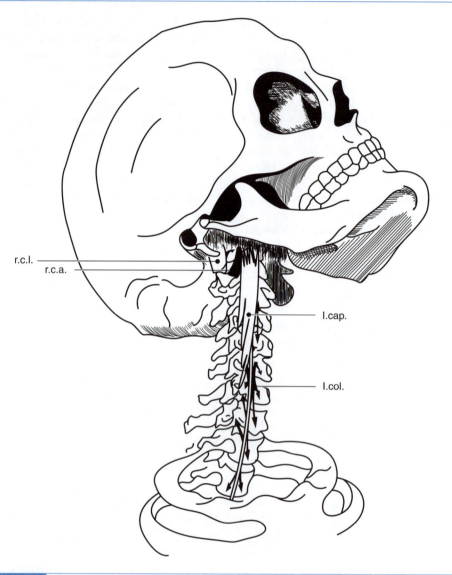

Figuur 5.67

5.26 DE PREVERTEBRALE SPIEREN: M. LONGUS CAPITIS, M. RECTUS CAPITIS ANTERIOR EN M. RECTUS CAPITIS LATERALIS

De m. longus capitis, m. rectus capitis anterior en m. rectus capitis lateralis liggen in het hoogste deel van de halswervelkolom (figuur 5.67). De m. longus capitis ligt het meest mediaal van de drie en bestaat uit twee delen: een diep gedeelte mediaan gelegen heeft een oorsprong aan de onderkant van de schedelbasis, juist voor het foramen magnum. Dit deel bedekt het bovenste deel van de m. longus colli en hecht door middel van afzonderlijke pezen aan op de tubercula anteriora van de processus transversi van C3 tot en met C6. Er is activiteit ten aanzien van het suboccipitale gebied en het bovenste deel van de halswervelkolom. Dubbelzijdige contractie van de m. longus capitis geeft een flexie van het hoofd ten opzichte van de wervelkolom en een afvlakken van de cervicale lordose van het bovenste deel van de halswervelkolom. Een enkelzijdige contractie geeft flexie en lateroflexie van het hoofd naar de zijde van de contractie.

De m. rectus capitis anterior ligt dorsolateraal van de m. longus capitis en strekt zich uit van de pars basilaris van het os occipitale en de voorzijde van de massa lateralis van de atlas tot aan het tuberculum anterius van zijn processus transversus. Dit deel loopt schuin naar beneden en naar lateraal. Een dubbelzijdige contractie geeft flexie van het hoofd op het niveau van het atlanto-occipitale gewricht. Enkelzijdige contractie geeft een combinatie van flexie, homolaterale rotatie en lateroflexie in het atlanto-occipitale gewricht.

De m. rectus capitis lateralis is de hoogst gelegen intertransversaire spier; aan de bovenkant hecht hij aan aan de processus jugularis van het os occipitale en aan de onderkant aan het tuberculum anterius van de processus transversus van de atlas. De spier ligt lateraal ten opzichte van de m. longus capitis en bedekt de voorzijde van het atlanto-occipitale gewricht. Dubbelzijdige contractie geeft flexie van het hoofd ten opzichte van de halswervelkolom; enkelzijdige contractie bewerkt een lichte lateroflexie van het hoofd naar de zijde van de contractie. Beide bewegingen vinden plaats in het atlanto-occipitale gewricht.

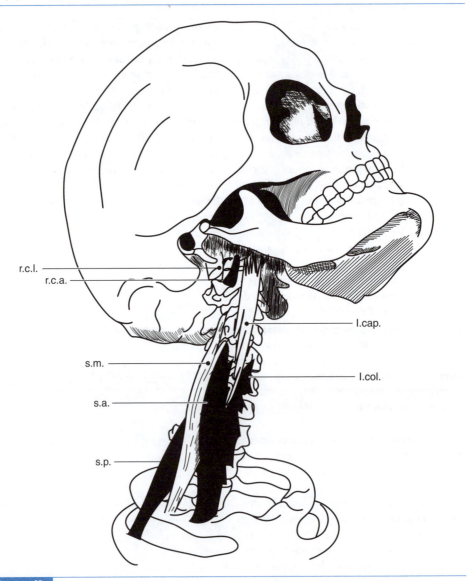

Figuur 5.68

5.27 DE PREVERTEBRALE SPIEREN: MM. SCALENI

De mm. scaleni, drie in getal, zijn uitgespannen aan de ventrolaterale zijde van de halswervelkolom (figuur 5.68) als echte musculaire stagen. Ze verbinden de cervicale processus transversi met de eerste en tweede rib.
De m. scalenus anterior is driehoekig van vorm met de top naar beneden en zit met vier oorsprongspezen vast aan de tubercula anteriora van de processus transversi van de derde, vierde, vijfde en zesde halswervel. De spiervezels lopen samen tot één pees die insereert op het tuberculum van Lisfranc op de bovenzijde van het voorste uiteinde van de eerste rib. De spier loopt schuin naar caudaal, ventraal en lateraal.
De m. scalenus medius ligt daarachter en tegen de m. scalenus anterior aan. Hij hecht zich met zes pezige oorsprongen aan de processus transversi van de onderste zes cervicale wervels, bij C2 tot en met C6 aan de tubercula anteriora en aan de buitenrand van de sulcus voor de n. spinalis en bij C7 aan de processus transversus. Het spierlichaam is in voor-achterwaartse richting afgeplat, driehoekig met de top naar beneden naar lateraal en een beetje naar ventraal, en hecht aan aan de eerste rib juist achter de impressie van de a. subclavia.
De m. scalenus posterior ligt dorsaal van de twee vorige spieren. Hij is aan de bovenkant aangehecht met drie pezige uitbreidingen aan de tubercula posteriora van de processus transversi van de vierde, vijfde en zesde cervicale wervel en insereert met een platte pees aan de bovenzijde en buitenzijde van de tweede rib. In het verloop van boven naar beneden ligt ze achter de m. scalenus medius, waarmee ze min of meer vervlochten is.

Tussen m. scalenus anterior en m. scalenus medius lopen de takken van de plexus brachialis en de a. subclavia.
Dubbelzijdige contractie van de mm. scaleni geeft flexie van de halswervelkolom ten opzichte van de thoracale wervels en een versterkte lordose indien de halswervelkolom niet verstijfd is door contractie van de m. longus colli. Is dit wel het geval, dan veroorzaakt dubbelzijdige contractie van de mm. scaleni alleen een flexie van de halswervelkolom ten opzichte van de thoracale wervels (zie figuur 5.93).
Enkelzijdige contractie van de mm. scaleni geeft lateroflexie (zie figuur 5.70) en rotatie van de wervels naar de zijde van de contractie.

De mm. scaleni zijn ook hulpinademingsspieren, omdat ze door de aanhechting aan de halswervels enerzijds en de eerste twee ribben anderzijds deze laatste kunnen heffen.

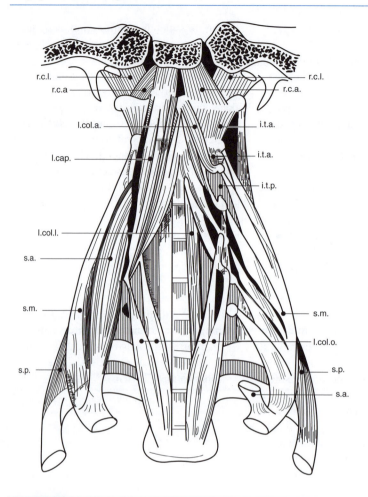

Figuur 5.69

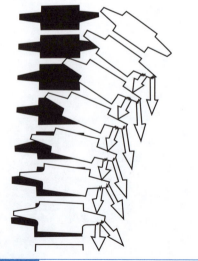

Figuur 5.70

5.28 DE PREVERTEBRALE SPIEREN ALS GEHEEL

In een schematisch vooraanzicht ontleend aan Testut (figuur 5.69) zijn alle prevertebrale spieren weergegeven:
- de m. longus colli met een longitudinaal lopend deel (l.col.l.), met schuine opstijgende vezels (l.col.o.) en schuin afdalende vezels (l.col.a.);
- de m. longus capitis (l.cap.);
- de m. rectus capitis lateralis (r.c.l.);
- de m. rectus capitis anterior (r.c.a.);
- de mm. intertransversarii, in twee lagen te verdelen: de mm. intertransversarii anteriores (i.t.a.) en posteriores (i.t.p.).

Het effect van de mm. intertransversarii is alleen lateroflexie van de wervelkolom aan de kant van de contractie (figuur 5.70), daarbij ondersteund door de enkelzijdige contractie van de mm. scaleni.

De m. scalenus anterior is alleen aan de rechterzijde in zijn geheel getekend; aan de linkerzijde is slechts de eindpees aangegeven, zodat de m. scalenus medius zichtbaar is. Van de m. scalenus posterior (s.p.) is slechts een randje zichtbaar, geheel distaal bij de insertie aan de tweede rib.

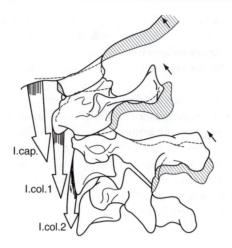

Figuur 5.71

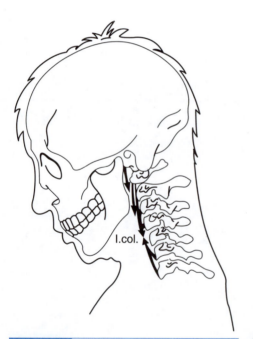

Figuur 5.72

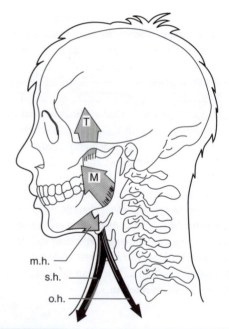

Figuur 5.73

5.29 FLEXIE VAN HOOFD EN HALS

Flexie van het hoofd ten opzichte van de halswervelkolom en flexie van de cervicale wervels ten opzichte van de thoracale wervelkolom vindt plaats door de prevertebrale spieren.
In het bovenste deel van de halswervelkolom (figuur 5.71) zijn het de m. rectus capitis anterior en de m. longus capitis die flexie in het atlanto-occipitale gewricht geven. De m. longus colli (l.col.1 en l.col.2) en m. longus capitis geven flexie in de daaronder gelegen gewrichten, waarbij belangrijk is dat de m. longus colli het uitstrekken en verstijven van de halswervelkolom regelt (figuur 5.72).
De voorste halsspieren (figuur 5.73) liggen op afstand van de halswervelkolom en hebben derhalve een grotere momentsarm en zijn sterkere flexoren van hoofd en hals. Het betreft de boven- en ondertongbeenspieren. De boventongbeenspieren, de m. mylohyoideus (m.h.) en de voorste buik van de m. digastricus (niet getekend) verbinden de mandibula met het os hyoideum. De ondertongbeenspieren zijn de mm. thyrohyoideus, sternohyoideus (s.h.), sternothyroideus (niet getekend) en omohyoideus (o.h.). Gezamelijke contractie van de ondertongbeenspieren veroorzaakt het openen van de mond, maar indien dit wordt tegengegaan door de activiteit van de kauwspieren, bijvoorbeeld de m. masseter (M) en de m. temporalis (T), geven de ondertongbeenspieren flexie van het hoofd en van de hals en tegelijkertijd een afvlakking van de cervicale lordose. Deze spieren spelen dus een belangrijke rol ten aanzien van de stabiliteit van de halswervelkolom.

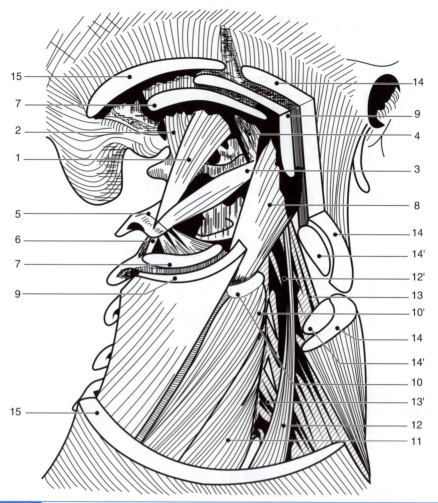

Figuur 5.74

5.30 DE NEKSPIEREN

Om de functie van de nekspieren te kunnen bestuderen, is het nodig een goed inzicht te krijgen in de onderlinge ligging door middel van een ruimtelijke tekening. Figuur 5.74 is een aanzicht van rechtsachter waarbij de oppervlakkige spieren deels zijn weggeprepareerd om zo het diepere niveau zichtbaar te maken. Het gebied van de nek heeft vier over elkaar heen liggende spierlagen.

De diepe laag ligt direct tegen de wervelkolom aan en bevat:
- de kleine motorische spieren in het suboccipitale gebied: de m. rectus capitis posterior major (1), de m. rectus capitis posterior minor (2), de m. obliquus capitis superior (3) en de m. obliquus capitis inferior (4);
- het cervicale deel van de m. transversospinalis (5);
- het interspinale systeem (6).

De tweede laag is gedeeltelijk verwijderd en bestaat uit de m. semispinalis capitis (7) en de m. longissimus capitis (8). In hetzelfde vlak liggen lateraal hiervan de m. longissimus cervicis, de m. longissimus thoracis en de m. iliocostalis cervicis (11).

De derde laag, waarvan ook een deel is weggenomen, omvat:
- de twee delen van de m. splenius: de m. splenius capitis (9) en de m. splenius cervicis (10), waarvan slechts een aanhechtingspees aan het tuberculum posterius van de processus transversus van C3 is getekend (10); de twee andere voor C2 en C1 zijn weggenomen;
- de m. levator scapulae (12).

Deze spieren zijn geheel ingebed in die van het diepe niveau, waar ze omheen draaien als om een katrol (volgens Florent): bij hun contractie ontstaat dus een niet onbelangrijke rotatiecomponent.

De oppervlakkige laag bevat:
- voornamelijk de m. trapezius (15), op deze tekening bijna geheel verwijderd;
- de m. sternocleidomastoideus, die deel uitmaakt van het achterste en bovenste deel van het nekgebied; de spier is hier slechts gedeeltelijk getekend, zodat de oppervlakkige koppen (14) en de diepe cleidomastoideuskop (14') te zien zijn; in de diepte zijn tussen de spieren door de bovenste aanhechtingen van de mm. scaleni medius en posterior (13) te zien.

Als geheel zijn deze spieren, met uitzondering van de diepste spieren, schuin naar caudaal, mediaal en dorsaal gericht, waardoor de contractie ervan tegelijkertijd extensie, homolaterale rotatie en lateroflexie veroorzaakt. Dit komt precies overeen met de drie bewegingscomponenten in de halswervelkolom om drie schuine assen (zie figuur 5.51).

De oppervlakkige spieren lopen echter precies tegengesteld aan die in het vlak daaronder gelegen, dus naar caudaal, ventraal en lateraal. Deze spieren geven extensie en homolaterale lateroflexie, net als de diepste spierlaag, maar de rotatie is heterolateraal. Op die manier zijn deze spieren tegelijkertijd synergisten en antagonisten van de spieren van de diepe laag.

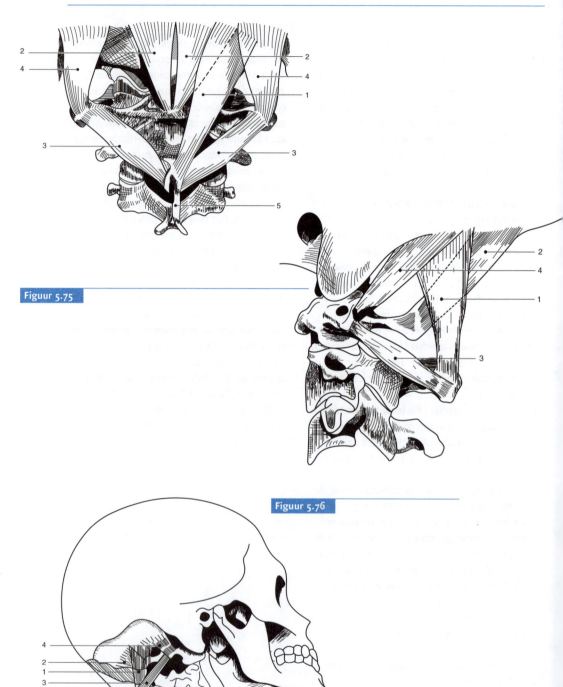

Figuur 5.75

Figuur 5.76

Figuur 5.77

5.31 DE SUBOCCIPITALE SPIEREN

Aan de functie van de kleine suboccipitale spieren wordt vaak voorbijgegaan, omdat hun functie als aanvullend op die van het lager gelegen deel van de halswervelkolom niet wordt onderkend. Deze spieren vormen evenwel een systeem dat de fijne afstemming verzorgt van de positieveranderingen van het hoofd door de bewegingscomponenten in het lagere deel van de halswervelkolom te versterken of juist tegen te gaan. Alvorens hun functie te bezien, lijkt het goed de anatomische verhoudingen vast te stellen en in het bijzonder hun onderlinge ruimtelijke ligging. Hiertoe worden deze spieren bestudeerd in een achteraanzicht (figuur 5.75), een zijaanzicht (figuur 5.76) en een zijaanzicht enigszins van onderen (figuur 5.77).

- De m. rectus capitis posterior major (1), driehoekig met de basis naar boven, ligt tussen de processus spinosus van de axis en de linea nuchae inferior. De richting is schuin naar craniaal, dorsaal en iets lateraal.
- De m. rectus capitis posterior minor (2), ook driehoekig en afgeplat, is korter en dieper gelegen dan de m. rectus capitis posterior major en ligt direct lateraal van de mediaanlijn, tussen het tuberculum posterius van de atlas en de linea nuchae inferior. Hij is gericht naar craniaal met schuin verlopende vezels, iets naar lateraal en meer direct naar dorsaal dan de m. rectus capitis posterior major. Dat is een gevolg van het feit dat de arcus dorsalis van de atlas dieper ligt dan de processus spinosus van de axis.
- De m. obliquus capitis inferior (3), een lange, dikke, fusiforme spier, ligt lateraal van en onder de m. rectus capitis posterior major, tussen de processus spinosus van de axis en de achterrand van de processus transversus van de atlas. Schuin naar craniaal, lateraal en ventraal lopend, kruist hij de voorgaande spieren en in het bijzonder de m. rectus capitis posterior minor.
- De m. obliquus capitis superior (4) is een korte, afgeplatte, driehoekige spier aan de achterzijde van het atlanto-occipitale gewricht. Hij ligt tussen de processus transversus van de atlas en het laterale derde deel van de linea nuchae inferior, en de vezels lopen naar craniaal en dorsaal, vrijwel in een sagittaal vlak omdat ze in het geheel niet naar lateraal afwijken. De richting is evenwijdig aan die van de m. rectus posterior minor en loodrecht op die van de m. obliquus capitis inferior.
- De mm. interspinales (5) liggen ter weerszijden van de mediaanlijn tussen de processus spinosi onder het niveau van de axis. In ligging komen ze overeen met de mm. recti capitis posteriores major en minor.

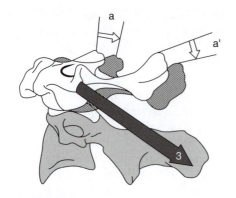

Figuur 5.78

Figuur 5.79

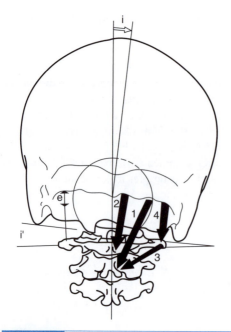

Figuur 5.80

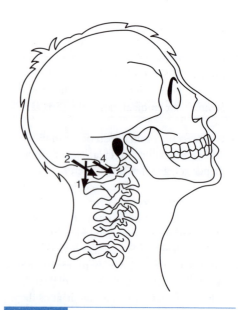

Figuur 5.81

5.32 WERKING VAN DE SUBOCCIPITALE SPIEREN: LATEROFLEXIE EN EXTENSIE

De m. obliquus capitis inferior speelt door zijn positie een belangrijke rol bij het stabiliseren en bewegen van het atlanto-axiale gewricht. In een zijaanzicht (figuur 5.78) is waar te nemen dat deze spier de processus transversi van de atlas naar achteren trekt en zo bij symmetrische contractie een extensie van de atlas ten opzichte van de axis bewerkstelligt. Deze extensie kan worden gemeten op laterale röntgenfoto's als de hoek van verplaatsing van de beide massae laterales van de atlas (a) of door de bepaling van de hoek a', de verplaatsing van de arcus dorsalis. Een bovenaanzicht (figuur 5.79) laat de verschuiving (r) zien, bepaald door de symmetrische contractie van beide schuine spieren die als koorden van een cirkel de axis naar voren en de atlas naar achteren bewegen. Dit leidt tot een verminderde spanning in het lig. transversum atlantis, dat verhindert dat de dens naar achteren luxeert. Op deze manier spelen de mm. obliquus capitis inferior links en rechts een belangrijke rol bij het dynamische evenwicht in het gewricht tussen de atlas en de dens.

Enkelzijdige contractie van de vier suboccipitale spieren aan de achterkant (figuur 5.80) veroorzaakt lateroflexie van het hoofd (pijl i) aan de kant van de contractie in het atlanto-occipitale gewricht. De bewegingsuitslag kan worden bepaald door hoek i' te meten tussen de horizontale lijn die beide processus transversi van de atlas verbindt en de lijn door beide processus mastoidei. De m. obliquus capitis superior (4) is de meest effectieve en contractie hiervan leidt tot verlenging (e) van de heterolaterale spier. Deze spier ontspringt aan de processus transversus van de atlas en wordt gestabiliseerd door de m. obliquus capitis inferior (3). De m. rectus capitis posterior major (1) is minder effectief dan de m. obliquus capitis superior en de rol van de m. rectus capitis posterior minor (2) is minimaal door zijn ligging juist naast de mediaanlijn.

Dubbelzijdige contractie van de suboccipitale spieren aan de achterkant (figuur 5.81) geeft extensie van het hoofd ten opzichte van het bovenste deel van de halswervelkolom in het atlanto-occipitale gewricht. Hierbij zijn betrokken de m. rectus capitis posterior minor (2) en de m. obliquus capitis superior (4). Ter hoogte van het atlanto-axiale gewricht betreft het de contractie van de m. rectus capitis posterior major (1) en de m. obliquus capitis inferior (3) (zie figuur 5.78).

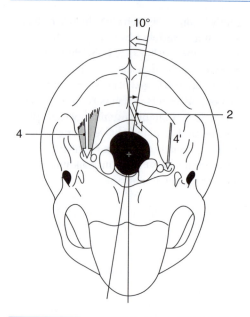

Figuur 5.82

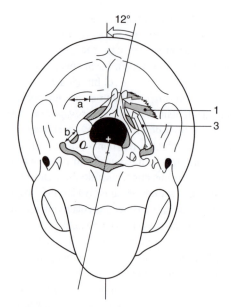

Figuur 5.83

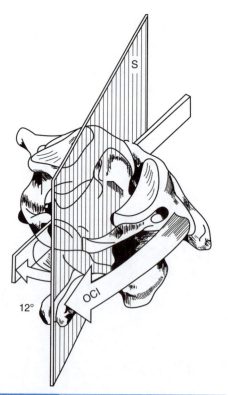

Figuur 5.84

5.33 DE ROTATIEWERKING VAN DE SUBOCCIPITALE SPIEREN

De suboccipitale spieren verzorgen niet alleen extensie en lateroflexie, maar ook rotatie van het hoofd.

In een onderaanzicht van het atlanto-occipitale gewricht (figuur 5.82) is te zien dat contractie van de m. obliquus capitis superior (4) het hoofd over 10° tegengesteld laat roteren; in het hier getekende voorbeeld roteert de m. obliquus capitis superior links het hoofd naar rechts. Bovendien wordt dezelfde spier aan de rechterzijde (4') passief gerekt, evenals de m. rectus capitis posterior minor (2), de spieren die het hoofd weer in de uitgangspositie moeten terugbrengen.

In een onderaanzicht van het atlanto-axiale gewricht (figuur 5.83), met de axis wit en de atlas grijs, is te zien dat contractie van de m. rectus capitis posterior major (1) en van de m. obliquus capitis inferior (3) een homolaterale rotatie geeft van ongeveer 12°. In dit voorbeeld geeft contractie van de m. rectus capitis posterior major (1) rechts een rotatie van het hoofd naar rechts, zowel in het atlanto-occipitale als in het atlanto-axiale gewricht. Hierbij wordt de overeenkomstige spier aan de linkerkant (a) verlengd, zodat deze spier het hoofd weer in de uitgangspositie kan terugbrengen; contractie van de m. obliquus capitis inferior (3) rechts geeft een rechtsdraaiende rotatie van het hoofd alleen in het atlanto-axiale gewricht.

Op een ruimtelijke tekening (figuur 5.84) is te zien hoe de contractie van de m. obliquus capitis posterior major rechts, schuin gelegen tussen de processus spinosus van de axis en de processus transversus van de atlas, de laatste naar rechts laat draaien, daarbij een verlenging veroorzakend van de m. obliquus capitis posterior major links (zie figuur 5.83) over een afstand b (deze spier draait het hoofd weer terug naar de uitgangspositie).

> Nu het verloop en de werking van alle spieren in het halsgebied behandeld zijn, is het tijd om terug te keren naar paragraaf 5.21 om inzicht te krijgen in de betekenis van deze spieren bij het tegengaan van niet-gewenste bewegingscomponenten (lateroflexie en rotatie) tijdens zuivere bewegingen van het hoofd.

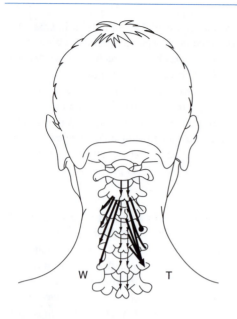

Figuur 5.85

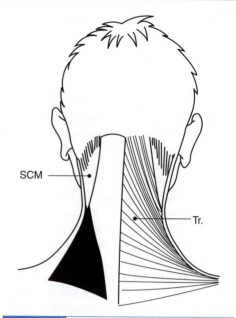

Figuur 5.86

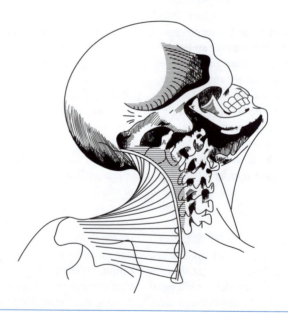

Figuur 5.87

5.34 DE NEKSPIEREN: EERSTE EN VIERDE LAAG

De diepe laag nekspieren bestaat in het bovenste deel van de halswervelkolom uit de suboccipitale spieren, zoals reeds beschreven, en in het onderste deel uit het transversospinale systeem. Deze spieren liggen direct tegen de wervelkolom aan en vullen de groeve op tussen de processus spinosi, de laminae en de processus transversi. Deze spieren bestaan uit verscheidene spierbundels, die dakpansgewijs ten opzichte van elkaar gerangschikt zijn. Over de gehele wervelkolom van axis tot os sacrum is er dus aan weerszijden van de processus spinosus een transversospinale spier. De opbouw van dit systeem (figuur 5.85) wordt verschillend beschreven. Volgens de klassieke beschrijving van Trolard ontspringen de spiervezels aan de processus spinosi en de laminae van C2 tot en met C5 en convergeren ze naar de processus transversus van C5. Rechts in de tekening (T) is het eerste complete lamellaire systeem te zien, aanhechtend aan de processus transversus van C6 en liggend over de incomplete lamellaire delen die convergeren naar de processus transversi van C5 tot en met C3. In een latere beschrijving van Winckler hebben de spiervezels een ander verloop. Vier spierbundels lopen vanaf de laminae en processus spinosi van de hoogst gelegen wervels naar de processus transversi van de daaronder gelegen vier wervels. Links in de tekening (W) is het hoogst gelegen systeem weergegeven, komend van de axis en liggend over de lager gelegen systemen.

Deze twee opvattingen beschrijven in feite dezelfde anatomische situatie, afhankelijk van waar de oorsprong en insertie van het systeem gedacht wordt, boven of beneden. In elk geval is de richting van de vezels altijd schuin naar caudaal, lateraal en iets ventraal, zodat contractie van het transversospinale systeem de volgende effecten heeft. Dubbelzijdige symmetrische activiteit veroorzaakt extensie van de halswervelkolom en een hyperlordose. Daarom komen de spieren functioneel overeen met de m. erector spinae in het halsgebied. Niet-symmetrische of enkelzijdige contractie geeft extensie, homolaterale lateroflexie en heterolaterale rotatie van de wervelkolom. Hierdoor komt de functie overeen met de werking van de m. sternocleidomastoideus op het hoofd. Het transversospinale systeem werkt echter van segment op segment, terwijl de m. sternocleidomastoideus op de wervelkolom als totaal werkt. Een mechanisch verschil is dat de m. sternocleidomastoideus door zijn aanhechtingen over twee grote momentsarmen beschikt.

De oppervlakkige laag wordt gevormd door de m. trapezius (Tr), waarvan de vezels waaiervormig ontspringen aan een lijn die het mediale derde deel van de linea nuchae superior, het lig. nuchae en de processus spinosi van de cervicale en thoracale wervels verbindt tot aan Th10 (figuur 5.86). Vanaf deze lijn lopen de bovenste vezels schuin naar caudaal, lateraal en ventraal, en hechten aan aan het laterale deel van de clavicula, het acromion en de spina scapulae. Het onderste deel van de hals wordt zo gevormd door de omhullende kromme van de steeds wisselende richting waarin de vezels lopen. De m. trapezius speelt een belangrijke rol in de beweeglijkheid van de schoudergordel (zie deel I), maar bij een gefixeerde schoudergordel werkt hij met kracht op de halswervelkolom en op het hoofd. Bij dubbelzijdige symmetrische contractie geeft hij extensie van de wervelkolom en van het hoofd met versterking van de cervicale lordose. Omdat deze extensie kan worden tegengewerkt door de ventraal gelegen antagonisten, speelt de m. trapezius de rol van stag en stabiliseert hij de gehele halswervelkolom. Enkelzijdige of asymmetrische contractie (figuur 5.87) geeft extensie van hoofd en hals, met versterking van de lordose, homolaterale lateroflexie en heterolaterale rotatie. De m. trapezius is dus een synergist van de homolaterale m. sternocleidomastoideus.

De laterale contour in het bovenste deel van de nek wordt bepaald door de omhullende kromme van de verschillende vezelrichtingen van de m. sternocleidomastoideus, gedraaid om zijn lengteas (figuur 5.86).

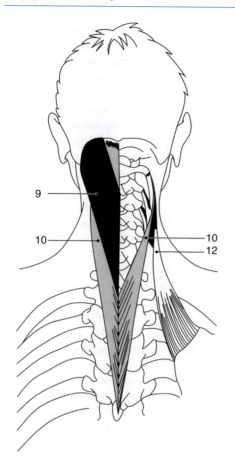

Figuur 5.88

5.35 DE NEKSPIEREN: TWEEDE EN DERDE LAAG

Onder de m. trapezius bevindt zich de derde laag spieren (figuur 5.88), bestaande uit de m. splenius en de m. levator scapulae.

De m. splenius reikt naar caudaal tot in het thoracale gebied. De spiervezels hechten aan aan de processus spinosi van de laatste zes cervicale wervels, het lig. nuchae, de processus spinosi van de eerste vier thoracale wervels en de ligg. interspinalia. De vezels lopen schuin naar craniaal, lateraal en ventraal, daarbij om de spieren van de diepe laag buigend, en eindigen in twee verschillende bundels. De eerste is de m. splenius capitis (9), die insereert aan het os occipitale onder de m. sternocleidomastoideus, aan de laterale helft van de linea nuchae superior en aan de processus mastoideus. Hij bedekt gedeeltelijk de mm. semispinalis capitis en longissimus capitis die zichtbaar zijn in de driehoek gevormd door de mediale randen van de beide mm. splenii. De tweede is de m. splenius cervicis (10), die aan de linkerzijde getekend is in relatie tot de m. splenius capitis; aan de rechterzijde is het gedraaide aspect van de vezels zichtbaar gemaakt en ook de insertiepeesjes aan de processus transversi van atlas, axis en C3.

Dubbelzijdige symmetrische contractie van de m. splenius geeft extensie van het hoofd en van de wervelkolom met versterking van de lordose. Asymmetrische of enkelzijdige contractie van de m. splenius geeft extensie, lateroflexie en homolaterale rotatie, dus de beweging die zo typisch is voor het onderste deel van de halswervelkolom.

De m. levator scapulae (12), lateraal van de m. splenius cervicis gelegen, heeft met deze spier gemeenschappelijke aanhechtingen aan de processus transversi van de eerste vier cervicale wervels. Het afgeplatte spierlichaam is aanvankelijk in dezelfde richting gedraaid als dat van de m. splenius, maar het draait al snel af en loopt dan schuin naar caudaal en iets lateraal om aan de scapula aan te hechten. Indien de origo gefixeerd is, veroorzaakt contractie het heffen van de scapula (zie deel I), maar indien de insertie gefixeerd is, zorgt dit voor beweging van de wervelkolom. Dubbelzijdige symmetrische contractie geeft extensie en versterking van de lordose; bij werking van de antagonisten is de functie die van stag voor zijdelingse stabilisatie van de wervelkolom. Bij enkelzijdige of asymmetrische contractie ontstaat, net als bij contractie van de m. splenius cervicis, extensie, lateroflexie en homolaterale rotatie, dus de voor het onderste deel van de wervelkolom karakteristieke beweging.

246 Bewegingsleer Deel III De romp en wervelkolom

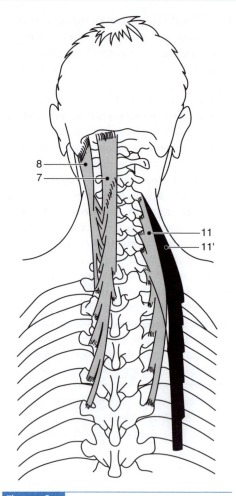

Figuur 5.89

5.35 DE NEKSPIEREN: TWEEDE EN DERDE LAAG (VERVOLG)

De tweede spierlaag ligt direct op de eerste laag en bestaat uit de m. semispinalis capitis, de m. longissimus capitis, de m. longissimus cervicis, de m. longissimus thoracis en de m. iliocostalis cervicis (figuur 5.89).

De m. semispinalis capitis (7), vlak naast de mediaanlijn gelegen, bestaat uit een verticale spierband, onderbroken door een tussenpees – vandaar de naam 'digastricus van de nek'. Hij is aangehecht aan de processus transversi van de eerste zes thoracale wervels, aan de bases van de processus transversi van de onderste vier cervicale wervels en aan de processus spinosus van C7 en Th1. De spierbuik is rond en dik, bedekt de m. semispinalis cervicis, vult de groeve op tussen processus spinosi en processus transversi en is van dezelfde spier aan de andere zijde gescheiden door het lig. nuchae. De twee mm. splenii liggen dicht op de laterale rand van de mm. semispinales capitis. De m. semispinalis capitis eindigt op de squama occipitalis, lateraal van de protuberantia occipitalis externa en tussen de beide lineae nuchae in.
Symmetrische dubbelzijdige contractie van de m. semispinalis geeft extensie van het hoofd en van de cervicale wervels en verdiept de cervicale lordose. Enkelzijdige contractie geeft extensie met enige homolaterale lateroflexie.

De m. longissimus capitis (8) ligt meer lateraal, is lang en dun en loopt schuin naar boven en iets naar lateraal. De oorsprong is aan de processus transversi van de laatste vier cervicale wervels en aan de processus transversus van Th1, de insertie aan de achterrand van de processus mastoideus. De vezels zijn onderling gedraaid: de onderste vezels insereren het meest mediaal en de bovenste vezels het meest lateraal op de processus mastoideus.
Dubbelzijdige symmetrische contractie geeft extensie van het hoofd. Is deze beweging uitgesloten door activiteit van de antagonisten aan de voorzijde, dan stabiliseren ze het hoofd in laterale richting als een omgekeerd stag. Enkelzijdige of asymmetrische contractie geeft extensie en lateroflexie, meer dan de m. semispinalis capitis, en bovendien homolaterale rotatie.

De m. longissimus cervicis (11), lang en dun, ligt lateraal van m. longissimus capitis. De spier ontspringt aan de processus transversi van Th1 tot en met Th5 en insereert aan de processus transversi van C3 tot en met C7. Hoe dieper de vezels, hoe korter ze zijn, vooral die tussen C7 en Th1. Die tussen C3 en Th5 zijn de langste.
Symmetrische contractie geeft extensie van het onderste deel van de halswervelkolom. Bij antagonistische werking van andere spieren speelt ook deze spier de rol van stabilisator. Enkelzijdige of asymmetrische contractie geeft extensie en homolaterale lateroflexie.

De m. longissimus thoracis hoort ook nog tot de nekspieren, waar de bovenste vezels vastzitten aan de processus transversi van de laagste halswervels. De spier is min of meer vervlochten met de m. iliocostalis cervicis (11'), die ontspringt aan de bovenranden van de eerste zes ribben en samen met de m. longissimus cervicis insereert aan de tubercula posteriora van C3 tot en met C7.
Zijn activiteit is gelijk aan die van de m. longissimus cervicis, werkt bovendien stabiliserend op de halswervelkolom en kan de eerste zes ribben heffen (zie paragraaf 4.10).

248 Bewegingsleer Deel III De romp en wervelkolom

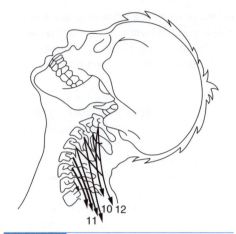

Figuur 5.90

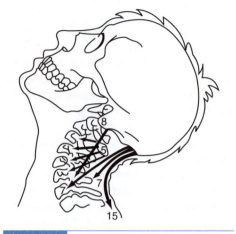

Figuur 5.91

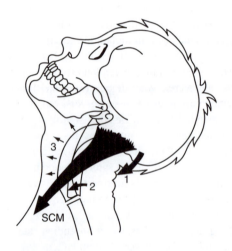

Figuur 5.92

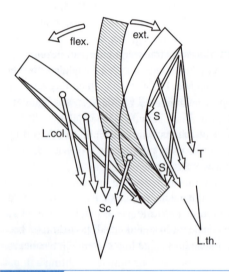

Figuur 5.93

5.36 EXTENSIE VAN DE HALSWERVELKOLOM DOOR DE NEKSPIEREN

De nekspieren zijn allemaal extensoren van halswervelkolom en hoofd, maar afhankelijk van de ligging kunnen ze worden verdeeld in drie groepen.

De eerste groep bevat alle spieren die aanhechten aan de processus transversi van de halswervelkolom en van daaruit schuin naar caudaal en dorsaal lopen in de richting van het thoracale gebied (figuur 5.90). Dit zijn de m. splenius cervicis (10), de m. longissimus cervicis, de m. iliocostalis cervicis (11) en de m. levator scapulae (12). Al deze spieren geven extensie van de halswervels en versterking van de cervicale lordose. Bij enkelzijdige contractie veroorzaken ze bovendien een homolaterale lateroflexie. Dit zijn dus spieren die de karakteristieke beweging in het onderste deel van de halswervelkolom teweegbrengen (zie paragraaf 5.22).

De tweede groep bevat spieren die schuin naar beneden en naar voren lopen (figuur 5.91). Dat zijn de m. transversospinalis (5), een intrinsieke spier van de halswervelkolom, en de spieren die het os occipitale en de halswervelkolom verbinden: de m. semispinalis capitis (7), de m. longissimus capitis (8) en de m. splenius capitis (hier niet getekend). Al deze spieren zijn extensoren van de halswervelkolom, versterken de lordose en zijn extensoren van het hoofd door hun aanhechting aan het os occipitale.

De derde groep bevat alle spieren die de halswervelkolom overbruggen zonder aan de wervels vast te zitten. Zij verbinden het os occipitale en de processus mastoideus met de schoudergordel. Dat zijn de m. trapezius (figuur 5.91, 15) en de m. sternocleidomastoideus (figuur 5.92), een diagonaal verlopende spier die de halswervelkolom kruist en waarvan de dubbelzijdige symmetrische contractie drie gevolgen heeft: extensie van het hoofd (1), flexie van de halswervels ten opzichte van het thoracale gebied (2) en extensie van de halswervels ten opzichte van elkaar, met hyperlordose (3).

De stabiliteit van de halswervelkolom in het sagittale vlak (figuur 5.93) wordt dus onderhouden door het dynamische evenwicht tussen de nekspieren en de prevertebrale spieren. De nekspieren, m. splenius (S), m. longissimus cervicis, m. iliocostalis, m. longissimus thoracis en m. trapezius (T), onderspannen de kromming van de cervicale lordose.

De prevertebrale m. longus colli buigt de halswervelkolom en vlakt de cervicale lordose af, de mm. scaleni (Sc) buigen de halswervelkolom ten opzichte van de thoracale wervelkolom en versterken de cervicale lordose, althans zonder antagonistische werking van de m. longus colli en de boven- en ondertongbeenspieren (zie figuur 5.73).

Het gelijktijdig contraheren van al deze spiergroepen houdt de halswervelkolom onbeweeglijk in de middenpositie. De spieren gedragen zich dus als stagen in het sagittale en in het schuine vlak; zij spelen een belangrijke rol bij het handhaven van het evenwicht van het hoofd en bij het dragen van zware lasten op het hoofd.

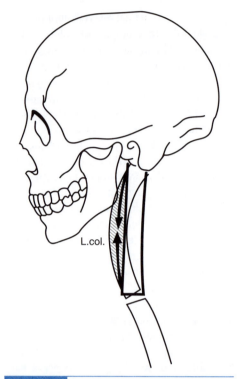

Figuur 5.94

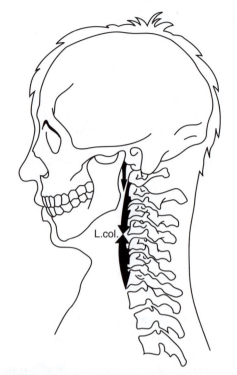

Figuur 5.95

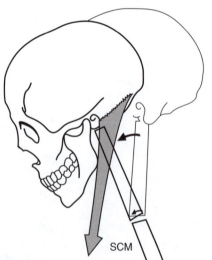

Figuur 5.96

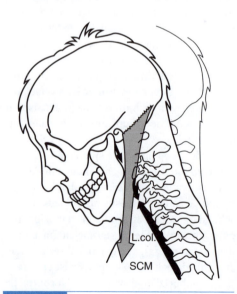

Figuur 5.97

5.37 SYNERGISME EN ANTAGONISME VAN DE PREVERTEBRALE SPIEREN EN DE M. STERNOCLEIDOMASTOIDEUS

Zoals reeds eerder beschreven, zijn de beide mm. sternocleidomastoidei op zichzelf niet in staat het evenwicht van het hoofd en de stabiliteit in de halswervelkolom te garanderen (zie figuur 5.92). Daarvoor is de ondersteuning van de synergistisch-antagonistische werking van de spieren nodig die eerst de cervicale lordose (figuur 5.94) moeten afvlakken. Dit zijn:
- vooral de m. longus colli, juist voor de wervellichamen gelegen;
- de spieren die flexie van het hoofd ten opzichte van de halswervelkolom verzorgen (figuur 5.95), op suboccipitaal niveau gelegen: de m. longus capitis, de m. rectus capitis anterior en de m. rectus capitis lateralis;
- de boven- en ondertongbeenspieren, die bij door de kauwspieren gesloten kaak op afstand op de wervelkolom werken, dus met een grote momentsarm.

Op het moment dat de halswervelkolom onbeweeglijk is, de cervicale lordose afgevlakt (figuur 5.96) en extensie van het hoofd ten opzichte van de halswervelkolom door de suboccipitale spieren aan de voorkant en boven- en ondertongbeenspieren verhinderd wordt, kunnen de beide mm. sternocleidomastoidei flexie van de cervicale wervelkolom ten opzichte van de thoracale bewerkstelligen (figuur 5.97). Dit illustreert de synergistisch-antagonistische relatie tussen de mm. sternocleidomastoidei en de prevertebrale spieren die direct op de wervelkolom liggen of op afstand aan de voorkant liggen.

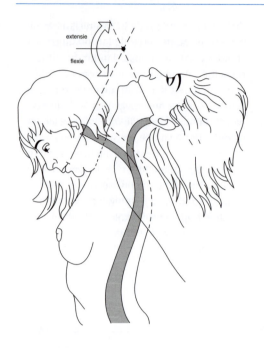

Figuur 5.98

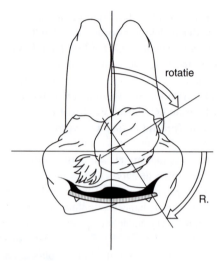

Figuur 5.99

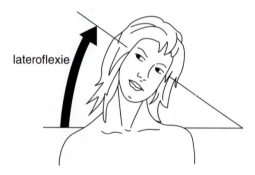

Figuur 5.100

5.38 BEWEGINGSUITSLAG VAN DE HALSWERVELKOLOM

De bewegingsuitslagen van de halswervelkolom zijn in de praktijk lastig te bepalen. Voor de uitslagen van flexie-extensie en lateroflexie zijn zijdelingse en voor-achterwaartse röntgenfoto's te gebruiken, maar het meten van de rotaties is veel moeilijker. Hierbij zijn uitwendige markeringspunten als referentie te gebruiken.

Voor flexie-extensie (figuur 5.98) kan als referentievlak het bijtvlak genomen worden, dat in neutrale stand horizontaal staat. De flexiehoek is dan de hoek tussen dit referentievlak en het horizontale vlak. De grootte van de uitslagen is reeds eerder aan de orde geweest. De mate van lateroflexie (figuur 5.99) kan vastgesteld worden door de hoek tussen de lijn door de claviculae en de lijn door de ogen te meten.

Rotatie van hoofd en hals (figuur 5.100) kan worden gemeten door de persoon op een stoel te laten zitten en de schoudergordel absoluut te fixeren. Als referentielijn dient de lijn door de schouders. De rotatie is dan de hoek (R) tussen deze lijn en het frontale vlak door de oren, of de hoek tussen de sagittale vlakken van het hoofd en van het lichaam.

> Deze bewegingsuitslag is nauwkeurig vast te stellen indien de persoon plat op de rug ligt op een harde horizontale onderlaag. De rotatie van het hoofd wordt dan bepaald met behulp van een goniometer op het voorhoofd in het transversale vlak.

> Om deze uitslagen nauwkeuriger te meten, kan een goniometer gebruikt worden. Die wordt op het hoofd geplaatst, voor het meten van de flexie-extensie in het sagittale vlak en voor het meten van de lateroflexie in het frontale vlak.

Bewegingsleer Deel III De romp en wervelkolom

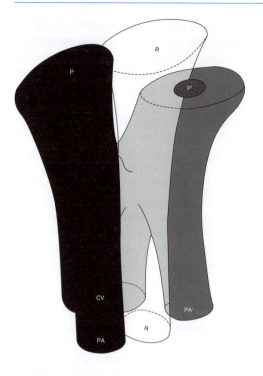

Figuur 5.101

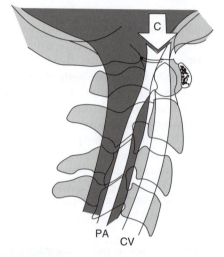

Figuur 5.102

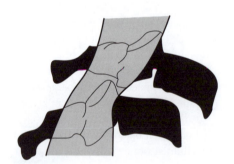

Figuur 5.103

5.39 VERHOUDINGEN VAN DE NEURAXIS TOT DE CERVICALE WERVELKOLOM

Het centrale zenuwstelsel loopt vanuit de binnenzijde van de schedel door in het wervelkanaal. Op het cervicale niveau beschermt het wervelkanaal het verlengde merg op de overgang van schedel naar wervelkanaal (foramen magnum) en het cervicale ruggenmerg, waaruit de wortels van de plexus cervicalis en de plexus brachialis ontspringen. Vooral de suboccipitale wervelkolom is een overgangsgebied van een bijzondere orde (figuur 5.101). Onmiddellijk onder het foramen magnum ligt het verlengde merg en de voorzetting daarvan, het ruggenmerg (R), vóór en tussen de twee condyli occipitales, waarmee de schedel op de wervelkolom rust. Tussen de condyli occipitales en de derde cervicale wervel zorgen atlas en axis voor een verdeling van het gewicht van het hoofd over drie pilaren, aanvankelijk ondersteund door de pilaren P en P'. De drie pilaren zetten zich langs de gehele wervelkolom voort. De hoofdpilaar wordt gevormd door de corpora vertebrae (CV) die voor het ruggenmerg liggen en de twee laterale pilaren worden gevormd door de processus articulares (PA en PA') aan weerszijden van het ruggenmerg.

De axis verdeelt de krachten die de schedel en atlas uitoefenen op de rest van de cervicale wervelkolom (figuur 5.102). De krachten van elke condylus occipitalis (C) worden in tweeën gedeeld:

- de naar ventraal en mediaal gerichte statische krachten worden doorgeleid naar de corpora vertebrae (CV) via het corpus vertebrae van de axis;
- de dynamische krachten worden in dorsale en laterale richting doorgeleid naar de processus articulares (PA) via de pediculus van de axis en de processus articularis inferior onder de arcus vertebrae van de axis.

Het suboccipitale gebied is dus tegelijkertijd het meest mobiele deel van de cervicale wervelkolom en het gebied dat mechanisch het meest wordt aangesproken. Het vormt een spil waar de verbindende ligamenten en de botstructuren grote functionele betekenis hebben. De dens van de axis speelt hier een belangrijke rol. In geval van een fractuur van de basis van de dens bijvoorbeeld kan de atlas naar achteren of – wat nog veel erger is – naar voren kantelen, hetgeen een verplaatsing van de atlas ten opzichte van de axis tot gevolg heeft. De compressie van het verlengde merg die hiermee gepaard gaat, leidt onmiddellijk tot de dood.

Het lig. transversum is eveneens een belangrijke factor in de stabiliteit van atlas ten opzichte van axis. Een ruptuur veroorzaakt een voorwaartse luxatie van de atlas: de dens verschuift ten opzichte van de atlas naar achteren. Hierdoor wordt het verlengde merg comprimeerd en beschadigd, meestal met acute dood tot gevolg. Rupturen van het lig. transversum zijn evenwel zeldzamer dan de fracturen van de dens.

In het onderste deel van de halswervelkolom is C5-C6 het meest belaste niveau. Hier komt frequent een voorwaartse luxatie van C5 ten opzichte van C6 voor, waarbij de processus articulares inferiores van C5 over de processus articulares superiores van C6 heenschieten (figuur 5.103). Daardoor wordt het ruggenmerg ingeklemd tussen de arcus vertebrae van C5 en het corpus van C6. Afhankelijk van het niveau veroorzaakt de inklemming een paraplegie of een tetraplegie, die snel dodelijk kan zijn.

Het behoeft geen betoog dat de traumata die een instabiliteit van de halswervelkolom veroorzaken, kunnen verergeren bij ondeskundig bewegen van een gewonde persoon. Vooral flexiebewegingen van de hals of van het hoofd kunnen de compressie van het verlengde merg en het ruggenmerg versterken. Bij het optillen van een verkeersslachtoffer heeft daarom een van de helpers tot taak het hoofd in de as-richting van de wervelkolom te trekken en in lichte extensie te houden, om in geval van een eventuele suboccipitale of lager gelegen fractuur verschuiving van botdelen te voorkomen.

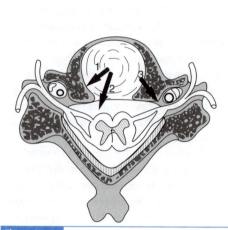

Figuur 5.104

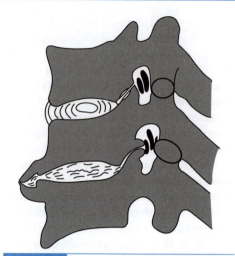

Figuur 5.105

5.40 VERHOUDINGEN VAN DE CERVICALE WORTELS TOT DE WERVELKOLOM

Tot slot wordt ingegaan op de zeer belangrijke verhoudingen tussen de cervicale wervelkolom en het verlengde merg en het ruggenmerg. Op elk niveau van de cervicale wervelkolom lopen wortels van de cervicale spinale zenuwen door de foramina intervertebralia. Deze wortels kunnen betrokken zijn bij pathologische processen (figuur 5.104). Herniae van de disci zijn zeldzaam op cervicaal niveau. In posterolaterale richting (pijl 1) worden ze tegengehouden door de processus unciformes, en als ze bestaan zijn ze veel meer mediaal gelocaliseerd dan op lumbaal niveau. Zij veroorzaken dan ook veeleer druk op het ruggenmerg (pijl 2) in plaats van op de wortel (pijl 3).

Drukverschijnselen op cervicaal niveau worden echter meestal veroorzaakt door artrose van de uncovertebrale gewrichten. Een zijaanzicht (figuur 5.105) laat de directe relatie tussen de cervicale wortels en de foramina intervertebralia met aan de achterzijde de intervertebrale en aan de voorzijde de uncovertebrale gewrichten goed zien. Bij een beginnende cervicale artrose (onderste deel van de figuur) verschijnen niet alleen osteofyten aan de voorranden van de cervicale wervels, maar ook rondom de uncovertebrale gewrichten, die uitsteken in het foramen intervertebrale. Dit is goed te zien op driekwart röntgenfoto's van de wervelkolom. Ook ontstaan osteofyten rondom de intervertebrale gewrichten, zodat de spinale zenuw ingeklemd raakt tussen de voorste osteofyten, die vanaf de uncovertebrale gewrichten komen, en de achterste komend van de intervertebrale gewrichten. Op deze wijze laten zich de radiculaire symptomen van een cervicale artrose verklaren.